Die 50 besten Abnehmtricks

Weltbild Taschenbuch

Autor

Prof. Dr. Volker Pudel, Diplom-Psychologe, ist Deutschlands bekanntester Ernährungspsychologe. Als Leiter der ernährungspsychologischen Forschungsstelle der Universität Göttingen und langjähriges Präsidiumsmitglied der Deutschen Gesellschaft für Ernährung e.V. entwickelte er zahlreiche Kampagnen für erfolgreiches Abnehmen, u.a. PfundsKur und PfundsFit, die zusammen mit der AOK durchgeführt wurden. Die Deutsche Adipositas-Gesellschaft verlieh ihm 2003 den Therapiepreis.

Prof. Dr. Volker Pudel

Die 50 besten Abnehmtricks

Die wirksamsten Mental-Tipps von A–Z

Weltbild

Genehmigte Lizenzausgabe für Verlagsgruppe Weltbild GmbH,
Steinerne Furt, 86167 Augsburg

Wichtiger Hinweis

Die im Buch veröffentlichten Ratschläge wurden von Verfasser und Verlag mit größter Sorgfalt erarbeitet und geprüft. Eine Garantie kann jedoch nicht übernommen werden. Ebenso ist eine Haftung des Verfassers bzw. des Verlages und seiner Beauftragten für Personen-, Sach- oder Vermögensschäden ausgeschlossen.

Bildnachweis:
Fotos: StockFood/Antje Plewinski S. 6
Umschlagfoto: bürosüd°, München

Projektleitung: Kathrin Gritschneder, Nadine Widl

Redaktion: Annette Gillich-Beltz

Bildredaktion: Sylvie Busche (Ltg.), Markus Röleke
Umschlaggestaltung: bürosüd°, München
Gesamtherstellung: CPI Moravia Book s.r.o. Pohorelice
Printed in the EU
978-3-8289-5084-9

2014 2013 2012
Die letzte Jahreszahl gibt die aktuelle Lizenzausgabe an.

Einkaufen im Internet:
www.weltbild.de

Inhalt

Liebe Leserinnen und Leser,

wer täglich tausend Kalorien zu sich nimmt und regelmäßig Sport treibt, wird natürlich abnehmen. Wenn dieser Mensch sich weiterhin regelmäßig bewegt und seine Kalorienzufuhr kontrolliert, wird er sein Gewicht auch halten. So einfach ist das.

In der Theorie. Aber in der Praxis sieht es ganz anders aus. Denn essen ist viel mehr als Kalorien zählen. Und Bewegung ist unbequem. Da kommt der »innere Schweinehund« ins Spiel, der sämtliche Vorsätze boykottiert. Wir bekämpfen ihn, jammern über ihn, schieben ihn aber auch gerne vor, wenn wir schwach geworden sind. Der »innere Schweinehund« mag lästig sein oder praktisch – auf jeden Fall nützt er nichts, wenn wir unseren Lebensstil verändern und abnehmen wollen. Denn jeder hat es selbst in der Hand, was und wie viel er isst, ob und wie oft er sich bewegt.

Übernehmen Sie also die Verantwortung für Ihr Leben und für Ihre Figur! Dieses Buch hilft Ihnen dabei. Ich habe für Sie die 50 besten Abnehmtricks zusammengestellt. Manche Tipps werden Sie schon kennen, andere werden Sie verwundern und wieder andere werden Ihnen ein Aha-Erlebnis verschaffen. Jedes Stichwort ist ein eigenes, in sich abgeschlossenes Kapitel, das Ihnen Anregungen gibt und Hilfe anbietet, wie Sie abnehmen und Ihr Gewicht halten können.

Die Tipps sind alphabetisch sortiert, es ist also kein Buch, das Sie von vorne bis hinten lesen. Blättern Sie darin, lesen Sie quer, schauen Sie, was Sie anspricht. Manche Tipps stehen für sich, andere ergänzen einander – durch Verweise finden Sie leicht die angesprochenen zusätzlichen Informationen.

In diesem Buch sind keine Diäten beschrieben, es geht nicht

um detaillierte Verhaltensvorschriften und Sie finden hier auch keine langen Listen mit erlaubten und verbotenen Lebensmitteln. Vielmehr möchte ich Sie dazu ermutigen und anleiten, sich über Ihr Leben, über Ihre Einstellungen und über Ihre Gewohnheiten Gedanken zu machen. Denn wer auf lange Sicht schlanker und fitter werden möchte, muss mehr tun, als eine Weile Kalorien zu zählen. Allein die Änderung des Lebensstils ist Erfolg versprechend. Und dafür gibt es keine Patentrezepte, denn schließlich ist jeder Mensch ein Individuum mit seinen eigenen Problemen, Gewohnheiten, Lebensumständen. Jeder muss für sich selbst herausfinden, an welcher Stelle er etwas ändern will – die Tipps in diesem Buch helfen Ihnen dabei.

Natürlich liefere ich Ihnen auch Fakten, die auf wissenschaftlichen Erkenntnissen basieren und die wir uns zunutze machen können, wenn wir abnehmen möchten. So gibt es konkrete Tipps, die Ihnen zum Beispiel helfen, eine Essensumstellung durchzuhalten oder Anfälle von Heißhunger zu überstehen.

Ich wünsche Ihnen erlebnisreiche Selbsterfahrung und viel Erfolg, die Chance für eine schlanke Linie so zu nutzen, dass Sie zufrieden und glücklich sind.

Ihr Prof. Dr. Volker Pudel

Abnehmtricks von A bis Z

Die folgenden Tipps und Tricks helfen Ihnen, schlanker, beweglicher, selbstbewusster und lebenslustiger zu werden. Erfahren Sie, wie Sie Ihr Gewicht nachhaltig und gesund reduzieren können – Sie müssen nur Ihr Leben selbst in die Hand nehmen.

Jeder Mensch ist anders

Jeder Mensch ist eine »individuelle Anfertigung«. Stellen Sie sich vor, wir hätten alle die gleiche Figur, würden alle ähnlich denken und handeln – wie langweilig wäre das Leben! Ihre Individualität trägt dazu bei, dass das Leben interessanter wird. Was macht Sie aus? Wie fühlen Sie sich wohl? Passen Sie sich nicht einfach den allgemeinen Vorgaben an, sondern stehen Sie zu Ihrem Lebensstil.

Nützliches Wissen: der BMI

Dass Sie abnehmen wollen, steht außer Frage, sonst hätten Sie dieses Buch nicht in der Hand. Aber vielleicht ist Ihr Blick auf sich selbst ja von verqueren Schönheitsidealen verstellt? Um festzustellen, ob Sie überhaupt abnehmen sollten, und wenn ja, wie viel, ist es sehr hilfreich, den eigenen Body-Mass-Index (BMI) zu kennen. Der BMI ist die inzwischen allgemein gebräuchliche Einheit, das Normalgewicht eines Menschen zu bestimmen. Normalgewicht bedeutet, dass keine gesundheitliche Gefährdung besteht. So halten Sie sich möglicherweise für zu dick, obwohl Ihr BMI im Normalbereich ist.

SO BERECHNEN SIE IHREN BMI

$$\textbf{BMI} = \frac{\textbf{Körpergewicht (kg)}}{\textbf{Körpergröße (m)}^2}$$

- unter 18,5: Untergewicht
- 18,5 bis 25: Normalgewicht
- über 25: leichtes Übergewicht
- über 30: starkes Übergewicht

1 Wann ärztlicher Rat sinnvoll ist

Übergewicht belastet die Gesundheit, darum ist jedes verschwundene Kilo ein gesundheitlicher Gewinn, was jeder Arzt bestätigen würde. Doch das Abnehmen greift auch in den Stoffwechsel Ihres Körpers ein, daher sollten Sie Ihren Hausarzt fragen, was Sie möglicherweise beachten müssen. Insbesondere, wenn Sie regelmäßig Medikamente einnehmen müssen, wird Ihr Arzt entscheiden, wann während der Gewichtsabnahme bestimmte Medikamente in ihrer Dosis verringert werden sollten.

Zum Beispiel bei Patienten mit Typ-2-Diabetes, der durch Übergewicht ausgelöst wurde, verbessert sich durch das Abnehmen die diabetische Stoffwechsellage entscheidend. In der Regel können die Medikamente nach einer Weile reduziert und möglicherweise sogar abgesetzt werden. Nicht selten kann auch auf Insulin verzichtet werden, wenn sich das Übergewicht nachhaltig zum Normalgewicht gewandelt hat.

Nicht zuletzt gibt es drei (rezeptpflichtige) Medikamente, die bei der Gewichtsabnahme unterstützen können. Die Kosten werden allerdings nicht von den Krankenkassen erstattet. Ob eines dieser Präparate für Sie infrage kommt, sollten Sie ebenfalls mit Ihrem Arzt besprechen.

NICHT VERGESSEN

Sprechen Sie mit Ihrem Arzt, wenn Sie vorhaben, deutlich abzunehmen. Er wird Sie darauf hinweisen, was Sie beachten sollten, um Ihren Organismus nicht zu überlasten – insbesondere, wenn Sie Medikamente einnehmen oder an Typ-2-Diabetes leiden.

2 Alkohol – (k)ein Genussmittel

»Ein Gläschen in Ehren kann keiner verwehren«, sagt der Volksmund. Ein Bier oder ein Glas Wein zum Essen oder zum Feierabend, das gehört für viele einfach dazu. Dagegen ist im Prinzip nichts einzuwenden, doch jeder kennt auch den »Bierbauch«, bei dem die Alkoholkalorien plötzlich in Form von Fett erscheinen. Wie kommt das? Darf man Alkohol – Bier, Wein oder Spirituosen – trinken, wenn man abnehmen möchte?

Als Erstes sollte man wissen, dass Alkohol viele Kalorien hat, nämlich gut 7 Kilokalorien pro Gramm. Zum Vergleich: 1 Gramm Eiweiß und 1 Gramm Kohlenhydrate liefern jeweils 4 Kilokalorien, 1 Gramm Fett hat 9 Kilokalorien. Allerdings wird Alkohol im Körper nicht direkt in Fett umgewandelt. Aber freuen Sie sich nicht zu früh: Der Organismus besitzt zwar keinen Speicher, in dem Alkoholkalorien eingelagert werden, doch in der Folge davon muss der Alkohol, der getrunken wird, unmittelbar verbraucht werden. Also verringert der Körper die Fettverbrennung, bis er den Alkohol als Betriebsenergie verbraucht hat.

So entsteht der Bierbauch (oder »Weinbauch« oder »Schnapsbauch«) nicht direkt durch Alkohol, sondern durch Fett, das gegessen wird. Denn dieses Fett wird nicht verbrannt, solange Alkohol zur Verfügung steht.

NICHT VERGESSEN

Alkohol hemmt die Fettverbrennung und macht dadurch dick. Daher sollten Sie keinen Alkohol zum Essen trinken und grundsätzlich Maß halten.

3 Leichter leben im Alltag

Abnehmen findet im Alltag statt. Zwischen Weihnachten und Neujahr ist noch kein Mensch übergewichtig geworden, sondern nur zwischen Neujahr und Weihnachten!

Es sind also nicht die Feiertage, die Hochzeiten oder Geburtstage, die zum Übergewicht führen oder das Abnehmen behindern. Es sind die dreihundert Tage im Jahr, an denen nichts Besonderes außer Alltag stattfindet. Daher ist es entscheidend, den Alltag figurfreundlich zu gestalten.

Der erste wichtige Alltagstipp heißt: Bewegen Sie sich täglich! Das bewirkt mehr als eine Stunde Intensivsport in der Woche (→ »Bewegung«).

Der zweite wichtige Alltagstipp heißt: Abwechslung beim Essen. Nehmen Sie die Kalorien in der richtigen Mischung zu sich, das ist effektiver als Kalorien zählen oder Diät halten (→ »Kalorienmix«).

Und nicht zuletzt ist Ihre Einstellung gefragt, denn das Abnehmen beginnt im Kopf. Nur allzu leicht fällt man in alte Gewohnheiten zurück, auch wenn man ein paar Wochen figurbewusst gelebt hat. Man greift im Supermarkt wieder zu den vertrauten Produkten, hält die Flasche Öl in der Küche zu lange über die Pfanne, streicht »aus Versehen« doch wieder Butter unter die Mettwurst. Man vergisst, das Auto auf dem ersten freien Parkplatz des Supermarkts zu parken statt vor der Tür, und nutzt im Kaufhaus wieder die Rolltreppen.

Notieren Sie auf einem Zettel drei Vorsätze für die kommende Woche (→ »Flexible Vorsätze«). Zum Beispiel: 35 Kilometer Rad fahren, 5-mal Gemüse essen, maximal 1 Flasche Wein trinken oder maximal 1 Tafel Schokolade essen. Haben Sie ein Ziel erreicht, haken Sie dieses am Ende der Woche auf dem Zettel ab. Für die nächste Woche notieren Sie sich drei neue Vorsätze bzw. schreiben die Ziele, die Sie nicht erreicht haben, noch einmal auf.

NICHT VERGESSEN

Auf den Alltag kommt es an – nicht auf die Feiertage! Setzen Sie sich flexible Ziele und kontrollieren Sie sich selbst, ob Sie das, was Sie sich vorgenommen haben, auch durchhalten. Kleine Wochenpläne helfen Ihnen dabei.

4 Mit Ausdauer zum Wunschgewicht

Sie wollen ein paar Kilos loswerden und nehmen sich vor, dies in zwei oder drei Wochen Diät zu schaffen? Vergessen Sie's! Die überflüssigen Pfunde haben sich über Jahre, manchmal sogar Jahrzehnte angesammelt und können nicht innerhalb von ein paar Tagen oder Wochen schnell mal wieder entsorgt werden (→ »Einstellung«).

Wenn über eine längere Zeit eine »positive Energiebilanz« besteht, also mehr Kalorien aufgenommen als verbraucht wurden, lässt dieser Überschuss an Energie die Fettzellen größer und schwerer werden. Dabei stehen rund 7000 eingelagerte Kilokalorien für ein Kilogramm Gewicht. Pro Kilogramm, das Sie abnehmen möchten, müssen Sie also 7000 Kilokalorien einsparen. In zwei oder drei Wochen können Sie daher nicht viel erreichen, zumal eine Crashdiät nur zum berüchtigten Jo-Jo-Effekt führt (→ »Jo-Jo-Effekt«).

Es geht also darum, Ihre Lebenssituation dauerhaft so zu verändern, dass in Zukunft jene »positive Energiebilanz« vermieden wird (→ »Lebensqualität«). Dies müssen Sie lernen und trainieren, und dafür brauchen Sie Zeit. Daher planen Sie bitte ganz viel Zeit ein, wenn Sie abnehmen wollen.

Fangen Sie an, machen Sie einen Schritt nach dem anderen und freuen Sie sich über jeden noch so kleinen Erfolg. Damit motivieren Sie sich und bleiben dabei.

Denken Sie an diese Erfolge, wenn Sie die Geduld verlieren. Lassen Sie sich von Familie und Freunden versichern, dass es sinnvoll ist, weiterzumachen (→ »Unterstützung«). Der Weg ist nicht einfach, aber der einzige, der Erfolg verspricht!

Die Kilos werden schmelzen, wenn Sie sich Zeit genug lassen und konsequent bleiben. Manchmal wird es schneller gehen, manchmal wird sich ein paar Wochen gar nichts tun – keine Angst! Mit Ausdauer und Durchhaltevermögen werden Sie Ihr Gewicht gesund und nachhaltig reduzieren.

NICHT VERGESSEN

Um Ihr Gewicht nachhaltig zu reduzieren, müssen Sie Ihre Lebensbedingungen ändern, und das braucht Zeit. Anderes Essverhalten, mehr Bewegung im Alltag – all dies muss lange trainiert werden, bis es zur Gewohnheit wird. Halten Sie durch – es lohnt sich!

5 Gönnen Sie sich eine Belohnung

Diebe, Betrüger und Mörder, aber auch Verkehrssünder und Kinder, die sich schmutzig machen, werden bestraft. Dass mit Strafen das menschliche Zusammenleben geordnet werden kann, ist eine weitverbreitete gesellschaftliche Überzeugung. Kann es das wirklich?

Nein, das Strafgesetzbuch verhindert Straftaten ebenso wenig, wie der Bußgeldkatalog die Verkehrssünden abschafft. Auch Kinder, die bestraft werden, sind anschließend keine »braven Kinder«. Woran liegt das?

In der Lernpsychologie hat man herausgefunden, dass ein Verhalten, das mit Strafen belegt wird, nur unterdrückt, aber nicht verlernt wird. So halten die meisten Autofahrer die Geschwindigkeitsbeschränkung nur ein, wenn sie eine Radarmessung vermuten. Diebe stehlen nur dort nicht, wo sie Gefahr laufen, beobachtet zu werden.

Es gibt eine Berufsgruppe, die diese Erkenntnisse der Psychologie in die Tat umgesetzt hat. Seither ist dieser Beruf weniger riskant. Ahnen Sie, wer gemeint ist? Es sind die Dompteure, die nicht mehr wie früher eine Strafdressur anwenden, sondern ihre Tiere nun mit Belohnung dressieren. Belohnung stabilisiert Verhalten, Strafe unterdrückt Verhalten – löscht es aber nicht.

Wenn Sie sich also im übertragenen Sinne »dressieren« wollen, machen Sie es den Dompteuren nach. Verzichten Sie auf Strafe, wenn etwas schiefging, belohnen Sie sich, wenn es geklappt hat. Ein Misserfolg, den Sie erleben, ist schon ärgerlich genug, da müssen Sie sich nicht noch zusätzlich bestrafen. Das hilft auch nichts!

So können Sie sich beispielsweise für jedes Kilo, das Sie abgenommen haben, etwas gönnen: eine schöne CD, ein Buch, einen Kinobesuch … Stagniert Ihr Gewicht hingegen, oder haben Sie zum Beispiel nach einem Urlaub wieder ein wenig zugenommen, dann ärgern Sie sich nicht, sondern machen Sie einfach weiter mit Ihrer neuen Lebensweise.

NICHT VERGESSEN

Mit Strafe können Sie Ihr Verhalten nicht ändern, aber mit Belohnung. Vergessen Sie also alle nutzlosen Selbstbestrafungen und belohnen Sie sich stattdessen konsequent für Ihre Erfolge!

6 Bequemlichkeit hat Folgen

Sich fahren zu lassen ist viel bequemer, als viele Stufen zu Fuß zu bewältigen. Warum sollten wir unbequem leben, wenn es auch bequem geht? Warum laufen, wenn das Auto uns fährt? Warum Treppen steigen, wenn der Aufzug daneben ist? Warum Sport treiben, wenn es die Sportschau gibt? Kurz: Warum bewegen, wenn es auch ohne Bewegung geht?

Ja, warum? Weil unser Körper auf Dauer durch bequeme Unbeweglichkeit Schaden nimmt. Wir nehmen nicht nur zu, auch rosten die Gelenke ein, der Stoffwechsel leidet, die Kondition wird schlechter … Irgendwann verdirbt die Unbeweglichkeit die ganze Lebensqualität. Das wird Ihnen nicht neu sein.

Aber dies zu wissen bringt Sie noch längst nicht dazu, sich mehr zu bewegen. Warum? Eine wichtige Ursache liegt wahrscheinlich darin, dass wir diesbezüglich im Hier und Jetzt leben: Die Rolltreppe und der Lift sind heute, also unmittelbar, wunderbar bequem. Die unangenehmen Folgen dieser »schönen« Bequemlichkeit werden wir erst in vielen Jahren erleiden.

Den Konflikt zwischen dem Heute und dem Morgen entscheiden wir ganz emotional zugunsten des Heute. Das ist beim Essen genauso, da zählt der momentane Genuss viel mehr als das Risiko, dadurch in der Zukunft mal mehr zu wiegen. Diese intuitive Entscheidung für das Heute, die angenehme Erlebnisse wählt und unangenehme Folgen ausblendet, ist schwer zu ändern. Hier müssen wir an unserem Bewusstsein arbeiten und uns dazu bringen, über den Tellerrand hinauszuschauen. Schließlich wollen wir morgen auch noch gut leben!

NICHT VERGESSEN

Malen Sie sich einmal aus, wie es in ein paar Jahren um Ihre Gesundheit und Ihre Figur stehen könnte bzw. sollte. Wie sehen Sie sich? Ist dieses Bild realistisch bei Ihrem heutigen Lebensstil? Machen Sie sich bewusst: Mit Ihrem Verhalten von heute bestimmen Sie Ihre Lebensqualität von morgen.

7 Je mehr Bewegung, desto besser

Früher legten die Menschen ihre Wege zu Fuß zurück, sie mussten in der Fabrik, auf dem Feld oder im Haushalt teilweise schwer körperlich arbeiten. Diese Zeiten sind vorbei. Inzwischen hat uns die Technik viel abgenommen, unser Leben ist bequem geworden. Kurz gesagt: Wir sind immobil. Im Schnitt legt der Deutsche in der Woche lediglich zwei Kilometer zu Fuß zurück. Kinder und Jugendliche sitzen stundenlang vor TV oder PC – und werden immer dicker. Denn: Wer immer sitzt, setzt laufend an!

Bewegung ist unbequem, und was unbequem ist, vermeiden wir gerne (→ »Bequemlichkeit«). Doch das Ziel, schlank und gesund durchs Leben zu gehen, ist ohne ein gewisses Maß an Bewegung nicht zu erreichen.

Wer Sport treibt, bewegt sich zwar mehr als der Durchschnitt, doch eine Stunde Tennis oder Gymnastik in der Woche alleine bringt nichts. Viel effektiver ist es, sich ein paar Mal über die Woche verteilt – zum Beispiel dreimal in der Woche zwanzig Minuten lang – sportlich zu betätigen. Allem voran jedoch ist es die alltägliche Bewegung, die hilft – oder schadet, wenn sie fehlt.

Besorgen Sie sich einen Schrittzähler, dann wissen Sie abends genau, wie viele Schritte Sie gelaufen sind. Fahren Sie mit dem Fahrrad statt mit dem Auto, sooft es möglich ist. Parken Sie nicht unmittelbar vor Ihrem Ziel, sondern gehen Sie ein Stück zu Fuß. Entwickeln Sie zu Rolltreppen und Lifts ein »feindliches Verhältnis« und meiden Sie sie konsequent. Werden Sie ganz einfach zu einem bewegten Menschen.

NICHT VERGESSEN

Jeder Schritt, den Sie tun, bringt Sie weiter auf dem Weg zu einem »bewegten Leben«. Und der mobile Alltag ist es, der Ihnen vor allem bei der Gewichtsstabilisierung hilft.

8 Gesund essen im Büro

Viele Betriebsrestaurants bieten inzwischen eine breite Auswahl auch an gesunden Gerichten – vom Salatbuffet bis hin zu Gemüseplatten. Doch wenn die »Kantine« nur Schnitzel mit Pommes, deftiges Gulasch oder Nudeln mit Sahnesoßen serviert oder im Umkreis der Arbeitsstätte nur Imbissbuden zu finden sind, dann haben figurbewusste Arbeitnehmer ein Problem. Doch das Problem ist lösbar. Es steht nirgends geschrieben, dass die Mittagsmahlzeit warm sein muss, möglichst noch mit Vor-, Haupt- und Nachspeise. Sie können ebenso gut am Abend warm essen und mittags Brotzeit machen.

Alles, was Sie für eine gesunde und leckere Brotzeit brauchen, können Sie gut vorbereiten und transportieren. Packen Sie sich belegte Brote ein, dazu geputztes und klein geschnittenes Gemüse wie Gurken, Tomaten, Kohlrabi, Möhren oder Paprika – schon haben Sie eine perfekte Mittagsmahlzeit. Noch schneller geht es, wenn Sie Joghurt, Quark oder Milchreis fertig kaufen. Viele Obstsorten können Sie praktisch aus der Hand essen.

Zum Nachtisch darf es auch ein Riegel Schokolade sein oder ein Becher Rote Grütze. Im Kühlregal Ihres Supermarkts finden Sie viele leckere, fettarme Fertigdesserts.

NICHT VERGESSEN

Wenn Sie in der Kantine nicht Schlange stehen müssen, haben Sie nach dem Mittagessen sogar noch Zeit für einen kleinen Spaziergang. Danach werden Sie satt und mit neuer Energie an den Schreibtisch zurückkehren.

9 Diäten sind zum Scheitern verurteilt

Alle Diäten, die für eine bestimmte Zeit einen anderen Speiseplan bieten, Kalorien zählen lassen, nur bestimmte Lebensmittel zulassen und andere wiederum verbieten, einseitige Kostformen empfehlen – alle diese Diäten helfen nicht, im Gegenteil, solche Diäten machen eher dick!

Einen »Vorteil« allerdings haben sie: Man kann mit ihnen abnehmen. Natürlich kann auch mit einer krassen Form der Fehlernährung abgenommen werden. Und mit FdH. Und mit harten Eiern. Und mit Kohlsuppe. Und, und, und …

Was mit diesen Diäten aber nicht gelingt, ist die anschließende Stabilisierung des neuen Gewichts. Doch darum geht es eigentlich. Was nützt es, fünf Kilogramm abzunehmen, wenn man anschließend wieder sechs Kilogramm zunimmt.

Der Begriff »Diät« kommt vom griechischen »diaita« und bedeutet wörtlich »Lebensweise« und nicht etwa »Kalorienzählen«. Begreift man »Diät« jedoch in diesem ursprünglichen Sinn, eben als Lebensstil, kann sie in der Tat helfen, abzunehmen. Denn es sind vor allem die modernen Lebensbedingungen, die für Übergewicht verantwortlich sind. Fettreiches Essen, üppige Snack-Portionen, bequemes, unbewegliches Leben – all das führt dazu, dass wir mehr Energie aufnehmen als verbrauchen. Die überschüssige Energie wird in Form von Fett abgelagert, und wir werden dicker und dicker.

Diese Lebensbedingungen werden nicht verändert, indem man ein paar Wochen lang bestimmte Sachen isst oder weglässt. Um dauerhaft abzunehmen, ist eine grundlegende Änderung des Lebensstils notwendig.

NICHT VERGESSEN

Die üblichen Schlankheitsdiäten machen eher dick als dünn. Hingegen hilft eine Diät, wenn sie als dauerhafte Änderung des Lebensstils begriffen wird (→ »Lebensqualität«).

10 Mit Eigenmotivation zum Ziel

Deutsche Frauen träumen von Konfektionsgröße 36/38, und deutsche Männer betrachten missmutig ihren Bauch im Spiegel, der so gar nicht nach »Waschbrett« aussieht. Wenn die Models in den Werbespots das magere Schönheitsideal präsentieren, denken viele sehnsüchtig: »Ach, wenn ich doch auch so eine Figur hätte ...«

Die Mehrheit der Deutschen ist mit der eigenen Figur unzufrieden. Spätestens im Frühjahr (manchmal alle Jahre wieder) wird der Vorsatz gefasst: Ich nehme ab! Dann wird eine neue Diät ausprobiert, ein paar Pfunde purzeln, anschließend steigt das Gewicht wieder »mit Zinsen«. Kennen Sie das?

Wenn Sie nachhaltig abnehmen wollen, brauchen Sie die richtige Motivation. Überlegen Sie daher einmal, warum Sie schlanker werden wollen. Was sind Ihre Gründe? Es werden Ihnen sicher ein paar einfallen. Nun schauen Sie sich Ihre Gründe genau an und ordnen Sie diese in zwei Gruppen: In der ersten Gruppe sind alle von außen motivierten Gründe versammelt (Fremdmotivation), in der zweiten Gruppen alle, die von Ihnen selbst kommen (Eigenmotivation).

Fremdmotivation umfasst Gründe wie: Ich möchte abnehmen, weil ...

- mein Arzt es verlangt.
- ich meinem Mann besser gefallen will.
- meine Freundin schlanker ist als ich.
- die Nachbarn über mich reden.

Eigenmotivation umfasst Gründe wie: Ich möchte abnehmen, weil …

- ich mich wohler fühlen will.
- ich mich schicker kleiden will.
- ich mehr Lust auf Leben haben will.
- ich etwas für mich tun möchte.

Langfristig erfolgreich abzunehmen, das ist eine wirklich stolze Leistung, die die ganze Frau oder den ganzen Mann fordert. Dazu ist Eigenmotivation wichtig, die immer wieder aktiviert werden kann, wenn es mal nicht so richtig klappen will. Denn Eigenmotivation verspricht Ihnen mehr Lebensqualität, wenn Sie erfolgreich abnehmen. Fremdmotivation gibt nicht diese Kraft, sie erlahmt schnell, lässt die Diät abbrechen und fördert den Jo-Jo-Effekt (→ »Jo-Jo-Effekt«).

NICHT VERGESSEN

Denken Sie darüber nach, warum Sie abnehmen wollen, und schreiben Sie Ihre Gründe auf. Seien Sie dabei ehrlich. Sind Sie wirklich aus sich selbst heraus motiviert, die Anstrengungen zu leisten? Wollen Sie es für sich selbst tun? – Dann wird es Ihnen auch gelingen!

11 Der Einkaufszettel spart Kalorien

Jeder Supermarkt will seine Ware verkaufen. Das ist sein Sinn und Zweck. Und um den Umsatz zu steigern, lassen sich die Marketingexperten viel einfallen. Da werden Ihnen Sonderangebote offeriert oder Rabatte versprochen. Da werden Verkaufsstände in den Hauptgang gestellt, die Sie einfach sehen müssen. Sie sind im Supermarkt die Hauptperson, um die sich alles dreht. Sie sind der umworbene Kunde, der den Umsatz bringen soll.

So mancher »König Kunde« kommt dann zu Hause an und staunt, was er alles eingekauft hat. Lebensmittel, die nicht gebraucht werden oder schon längst vom Speiseplan gestrichen wurden – aber eben im Sonderangebot waren.

Fühlen Sie sich weiterhin als »König Kunde«, freuen Sie sich über die vielen Sonderangebote und Rabatte, über die breiten Sortimente und alle Ideen, die Ihr Supermarkt sich für Sie als Marketinggag ausgedacht hat. Aber: Bleiben Sie Ihr eigener König und bestimmen Sie selbst, was Sie kaufen wollen und was nicht.

Dafür gibt es nur einen wunderbaren Tipp: Ein detaillierter Einkaufszettel, der Ihnen Zeile für Zeile sagt, welche Produkte Sie benötigen.

NICHT VERGESSEN

Marketing ist allgegenwärtig. Ärgern Sie sich nicht, sondern nehmen Sie einen Einkaufszettel mit. Sind Waren, die dort vermerkt sind, im Sonderangebot, greifen Sie zu. Alle anderen lassen Sie liegen. Bedenken Sie: Was eingekauft ist, wird auch gegessen!

12 Einladungen entspannt genießen

Einladungen ohne leckeres Essen und ein feines Tröpfchen sind keine richtigen Einladungen. Und Gastgeber wollen gute Gastgeber sein. Darum wird großzügig aufgetragen und höflich nachgeschenkt. So können Einladungen zum Albtraum werden, wenn man gerade an seinem Gewicht »arbeitet«. Es ist meist schwer genug, sich selbst zu mäßigen, aber wenn man sich auch noch eines Gastgebers erwehren muss, der eine zweite oder größere Portion geradezu aufdrängt, macht es endgültig keinen Spaß mehr.

Dem Gast hilft wie so oft nur die Flucht nach vorne: Sagen Sie Ihrem Gastgeber, wenn Sie seine Einladung annehmen, dass Sie sich auf das gute Essen freuen, zurzeit aber abnehmen. So kann er sich darauf einstellen und wird vielleicht bereits im Vorfeld weniger üppig kochen. Zumindest wird er Ihnen bei der Feier selbst keine riesigen Portionen aufdrängen.

Bei uneinsichtigen oder gedankenlosen Gastgebern hilft auch mal eine kleine Schwindelei: Wenn Sie Magenbeschwerden vorschützen, wird dies (leider) meist schneller akzeptiert als der Hinweis auf die Figur.

NICHT VERGESSEN

Sie müssen nicht essen und trinken, nur um Ihrem Gastgeber zu gefallen. Zurückhaltung wird akzeptiert – Sie müssen aber Ihre Wünsche äußern. Bei aufdringlichen Gastgebern dürfen Sie als Gast auch mal deutlich Grenzen setzen.

13 Alles eine Frage der Einstellung

Stellen Sie sich Folgendes vor: Zwei Frauen haben den gleichen Abnehmkurs besucht, beide haben fünf Kilogramm abgenommen. Die eine ist überglücklich und schwärmt von dem Kurs, die andere ist frustriert und klagt, dass »sie es wieder einmal nicht geschafft hat«. Wie kommt es zu diesen unterschiedlichen Reaktionen?

Die Erklärung ist einfach: Die eine Frau hatte sich vorgenommen, vier Kilogramm abzunehmen, die andere hatte als Ziel sechs Kilogramm festgesetzt. So wurde aus dem objektiv gesehen gleichen Ergebnis für die eine ein Erfolg, für die andere ein Misserfolg.

Was lernen wir daraus? Erfolg oder Misserfolg kann nicht objektiv beschrieben werden, sondern wird immer subjektiv erlebt. Und ist vor allem selbst »gemacht«. Wer sich ein zu hohes – unrealistisches – Ziel setzt, programmiert damit seinen Misserfolg. Realistische Ziele verhelfen hingegen zu Erfolgserlebnissen (→ »Körpergefühl«).

Bevor Sie sich ein bestimmtes Ziel setzen, überlegen Sie daher gut, wie viel Sie wirklich erreichen können. Auch wenn Ihr Wunsch anders lautet, sollten Sie realistisch bleiben. Es ist viel leichter und motivierender, zweimal drei Kilogramm abzunehmen, als einmal an dem Ziel »sechs Kilogramm« zu scheitern.

NICHT VERGESSEN

Sie selbst bestimmen durch Ihre Zielsetzung, ob Sie Erfolg oder Misserfolg erleben. Unterscheiden Sie zwischen Wunsch und realistischen Vorhaben.

14 Gewicht halten nach dem Etappensieg

Sie haben eine Diät gemacht und Ihr angestrebtes Gewicht erreicht. Was nun? Zunächst ist einmal eine große Belohnung fällig. Überlegen Sie, was Sie geleistet haben, und seien Sie stolz auf Ihren Erfolg! Sie fühlen sich nicht nur psychisch wohler, sondern haben auch Ihrer Gesundheit einen riesigen Gefallen getan. Herzlichen Glückwunsch. Genießen Sie Ihre Leistung!

Aber bitte denken Sie nicht, dass ab jetzt alle Probleme gelöst sind. Abnehmen ist der erste Schritt, aber nur ein Zwischenziel. Das Gewicht zu stabilisieren ist der zweite, meist schwierigere Schritt. Und dieser liegt jetzt vor Ihnen. Wenn Sie schon einmal den Jo-Jo-Effekt erlebt haben (→ »Jo-Jo-Effekt«), dann wissen Sie, wie groß die Gefahr ist, nach einer erfolgreichen Gewichtsabnahme »mit Zinsen« wieder zuzulegen.

Die wichtigste Empfehlung lautet: Machen Sie weiter wie bisher. Bleiben Sie Ihren neuen Essgewohnheiten treu, die sich noch zu festen Gewohnheiten ausbilden müssen. Spätestens jetzt müssen Sie körperliche Bewegung in Ihren Alltag bringen, denn ohne das »bewegte Leben« wird es Ihnen nicht gelingen, Ihr Gewicht zu stabilisieren (→ »Bewegung«). Ihr Schrittzähler sollte am Tag mindestens 6 000 Schritte notieren – besser noch 10 000 Schritte.

Geben Sie Ihrem Körper Zeit zur Umstellung, damit er sich an das neue Gewicht gewöhnen kann. Das dauert, dafür brauchen Sie Geduld. Inzwischen gönnen Sie sich etwas Neues zum Anziehen, vielleicht ist eine andere Frisur angesagt – oder wie wäre es mit einem neuen Hobby, das Sie schon immer mal ausprobieren wollten?

Wenn Sie sich in einem neuen Alltag eingerichtet haben,

dann können Sie ganz allmählich auch etwas mehr Fett essen – wenn Sie inzwischen nicht den Geschmack an fettreichen Speisen verloren haben.

NICHT VERGESSEN

Das erreichte Gewicht ist nur ein Zwischenziel. Nun müssen Sie den nächsten, schwierigeren Schritt machen, um das wichtigste Ziel zu erreichen: das neue Gewicht für die nächsten Jahre zu stabilisieren.

15 Gesund essen mit der ganzen Familie

Wenn Mama auf Diät ist, kann die Küche nicht kalt bleiben. Klar, der Ehemann möchte gut speisen und auch die hungrigen Kinder müssen versorgt werden. Und Mama läuft das Wasser im Munde zusammen, wenn sie ihrer Familie die leckeren Gerichte serviert, selbst aber nicht zugreifen darf. Was tun?

Die Lösung ist ganz einfach: »Diäten«, die man weder Ehemännern noch Kindern zumuten kann, sollten Sie sich selbst auch nicht zumuten. Erstens helfen sie nicht und zweitens verderben sie nur die Laune.

Wer sich gesundheitsbewusst ernährt, isst weniger Fett, aber viele Kohlenhydrate. Dieses Prinzip schmeckt auch Ehemännern und Kindern. Spaghetti mit Tomatensoße ist ein Lieblingsessen der Kleinen, angereichert mit etwas Hackfleisch, greift auch der Gatte gerne zu. Gemüse, Kartoffeln, Reis, Nudeln, Obst und Brot sind die figurfreundlichen Lebensmittel und ganz nach Geschmack vielfältig kombinierbar. Bei Fleisch bevorzugen Sie Geflügel, das ist lecker, fettarm und damit ebenfalls kein Problem. Bei Brotbelag sollten Sie auf die vollfetten Sorten verzichten, leckere fettarme Sorten und Varianten gibt es in jedem Supermarkt zu kaufen.

Warum sollte die Familie also anders essen als Sie selbst? Sie dürfen nur nicht vergessen: Hören Sie auf zu essen, wenn Sie satt sind, und seien Sie mit dem Fett etwas zurückhaltender (kleinere Portionen, weniger Butter). Dann nehmen Sie ab mit einem Essen, das der gesamten Familie schmeckt.

NICHT VERGESSEN

Wer abnehmen will, sollte sich in erster Linie ausgewogen und gesund ernähren – das tut auch der Familie gut. Die Portionsgröße richtet sich nach dem Bedarf der Einzelnen.

16 Feierabend ohne »Bärenhunger«

»Frühstücken wie ein Kaiser, Mittagessen wie ein Edelmann und am Abend essen wie ein Bettler«, so wurde es uns als Kind beigebracht. Diese Weisheit war sicher richtig, als die Menschen noch vom frühen Morgen an schwer körperlich arbeiten mussten, ob auf dem Feld, in der Fabrik oder im Haushalt. Doch moderne Büromenschen benötigen kein Riesenfrühstück, denn sie sitzen am Schreibtisch. Wenn sie sich überhaupt bewegen, dann eher gegen Abend in der Freizeit. Daher ist es nachvollziehbar, dass heute der Frühstücksappetit eher klein, der Appetit beim Abendessen hingegen größer ist. Wohlgemerkt »Appetit«, nicht »Hunger«.

Wenn allerdings wirklich aus dem Appetit am Abend ein Bärenhunger wird, dann ist tagsüber was falsch gelaufen. Durch spannende Arbeit, interessante Aufgaben, aber auch durch Stress im Büro »vergessen« viele Menschen zu essen. Der Weg zur Kantine ist weit. Oder das Essen dort schmeckt nicht. So vergeht der Tag, ohne dass ausreichend Nahrung aufgenommen wird.

Auf dem Weg nach Hause, wenn Anregung oder Aufregung des Tages sich ausblenden, werden die Bedürfnisse des Körpers plötzlich viel intensiver wahrgenommen: Hunger. Klar, der Körper hat jede Menge Energie verbraucht, die er jetzt deutlich einfordert. Der »Bärenhunger« meldet sich.

Wer dann so hungrig in die Küche geht und sein Abendessen vorbereitet, den springen die Lebensmittel im Kühlschrank geradezu an. Viel zu viel kommt auf den Tisch und es wird dann – Hunger spornt dazu an – viel zu schnell gegessen.

NICHT VERGESSEN

Den »Bärenhunger« am Abend können Sie nur in Schach halten, wenn Sie tagsüber genug essen. Wer als »hungriger Bär« nach Hause kommt, hat schlechte Karten. Also essen Sie zwischendurch Obst oder etwas Brot und nehmen Sie sich Zeit fürs Mittagessen – dann mutieren Sie abends nicht zum Bären.

17 Feiern ohne Reue

Feste ohne Essen, das gibt es nicht. Beim Plausch mit Freunden in der Kneipe fließt das Bier, ein Kaffeekränzchen ohne Kuchen ist undenkbar. Unsere sozialen Beziehungen sind an Essen und Trinken gebunden. Das bringt eine Diät leicht aus dem Tritt.

Den Kaffeeklatsch, das Fest oder auch den gemütlichen Abend in der Kneipe können Sie ohne Einschränkung genießen, wenn Sie öffentlich verkünden, dass Sie gerade etwas gegen Ihr Übergewicht tun. Das kostet ein bisschen Mut, zeigt aber Wirkung. Wenn schon im Vorfeld jeder Bescheid weiß, wird Ihnen nicht ständig »noch ein Happen« oder »noch ein Glas« angeboten, und Sie müssen sich nicht immer aufs Neue erklären.

Sie selbst bereiten sich auf ein solches Ereignis vor, indem Sie tags zuvor etwas weniger essen, sodass Sie sich dann mit gutem Gefühl die leckeren Angebote schmecken lassen. Essen und trinken Sie aber nur, was Sie wirklich gerne mögen, und bestimmen Sie selbst die Menge.

Natürlich gibt es immer wieder »freundliche Gastgeber«, die aufdringlich fordern: »Also, davon kannst du doch noch ein Stück essen.« Antworten Sie mit einem bestimmten »Danke, nein«, grenzen Sie sich ab. Bleiben Sie standhaft – das stärkt Ihr Selbstbewusstsein.

NICHT VERGESSEN

Essen und Trinken sind Teil des gesellschaftlichen Lebens. Das bedeutet aber nicht, dass Sie maßlos daran teilnehmen müssen. Konsumieren Sie nur, was und wie viel Sie mögen.

18 »Erlebniskochen« statt Fertiggerichte

Sie können nicht kochen? Damit sind Sie kein Einzelfall, denn die Mehrheit der Deutschen bezeichnet sich als »Nicht-kochen-Könner«. Dafür hat das Angebot an Halbfertig- und Fertiggerichten einen wahren Boom erlebt. So bieten die Tiefkühltheken eine riesige Auswahl, dazu kommen Instantsoßen, Fertigsuppen, Desserts, Backmischungen – es gibt kein Gericht, das nicht auch (fast) fertig im Supermarkt angeboten wird. Da scheint es überflüssig, sich selbst lange an den Herd zu stellen.

Allerdings verzichtet man auch auf ein Stück Lebensqualität, wenn man das Kochen auf Auftauen und Anrühren beschränkt. So kann es zum Beispiel sehr lustig sein, mit der Familie oder mit Freunden ein »Erlebniskochen« zu veranstalten – im Gegensatz zum »Versorgungskochen«.

Unter den unzähligen Kochbüchern gibt es genügend, die auch für Anfänger geeignet sind und die Rezepte Schritt für Schritt erklären, idealerweise mit Stepfotos. Da kann nichts schiefgehen. Fassen Sie daher Mut, laden Sie ein paar gute Freunde ein und produzieren Sie gemeinsam ein leckeres Gericht. Sie werden mit Sicherheit viel Spaß haben!

NICHT VERGESSEN

Besorgen Sie sich ein gutes Anfängerkochbuch, suchen Sie ein Rezept aus und kaufen Sie die notwendigen Zutaten ein. Dann steht einem fröhlichen Erlebniskochen nichts mehr im Wege.

19 Fett sparen heißt Kalorien sparen

Butter, Margarine, Öl, Leberwurst, Speck und Sahnetorte bringen Fett auf den Teller. Das weiß jeder, denn man kann es sehen. Doch das sind lange nicht die einzigen Lebensmittel, die in Ihre Fettbilanz eingehen. Die 120 Gramm Fett, die Deutsche durchschnittlich am Tag verzehren, verstecken sich zum größten Teil in vielen anderen Lebensmitteln. Sie sind unsichtbar!

Wenn Sie Fett sparen wollen, müssen Sie erkennen, wo wie viel Fett enthalten ist. Das ist nicht ganz einfach, denn nur auf wenigen Packungen steht der Fettgehalt deutlich drauf. So wird zum Beispiel bei Käse der prozentuale Fettgehalt in der Trockenmasse (i.Tr.) deklariert, Sie müssen also den Wassergehalt abziehen. Faustregel: Schnittkäse enthält 50 Prozent Wasser, daher bedeutet die Angabe 40 Prozent Fett i.Tr., dass 20 Prozent Fett im Käse enthalten sind.

Es gibt viele Möglichkeiten, Fett zu sparen, ohne dass es den Genuss am Essen schmälert. So bekommen Sie inzwischen in jedem Supermarkt viele Käse- und Wurstsorten mit reduziertem Fettgehalt. Auch Milch und Milchprodukte wie Joghurt oder Quark gibt es mit 1,5 Prozent oder sogar 0,3 Prozent Fett. Machen Sie Ihre persönliche Geschmacksprobe und ersetzen Sie fetthaltige Produkte durch fettreduzierte. Streichfett unter Wurst oder Käse ist überflüssig, es dient weniger als Geschmack, sondern eher als »Klebstoff« für den Belag. Probieren Sie es stattdessen mit Senf oder Frischkäse – so sparen Sie jede Menge Fettkalorien. Und benutzen Sie für Öl Sprayflaschen, mit denen Sie es hauchdünn über den Salat sprühen können (→ »Fettarme Küche«).

NICHT VERGESSEN

Fett an sich ist nicht das Problem, denn Fett ist lebensnotwendig und dient als Geschmacksverstärker. Problematisch ist das Zuviel an Fett. So reichen 60 bis 70 Gramm am Tag völlig aus. Suchen Sie bewusst nach Möglichkeiten, Fett zu sparen, und verändern Sie Ihre Ess- und Einkaufsgewohnheiten entsprechend.

20 Fettarme Küche leicht gemacht

Nicht nur bei den Lebensmitteln selbst, auch bei der Zubereitung der Speisen können Sie Fett sparen, ohne Essgenuss einzubüßen. Dazu muss man wissen, dass Fett ein Geschmacksverstärker ist – aber dafür reichen kleine Mengen. Das Fett verteilt sich hauchdünn und optimiert den Geschmack, wie der Stich Butter im Gemüse. Hier ist »mehr« nicht »besser«, denn zehn Stiche Butter schmecken nicht zehnmal so gut.

Folgende Tipps helfen Ihnen, fettarm zu kochen:

- Mit Haushaltspapier können Sie das Fett auf Suppen oder Soßen aufsaugen.
- Suppen und Soßen können Sie auch mithilfe eines Entfettungskännchens, das Sie in jedem Kaufhaus bekommen, vom überflüssigen Fett befreien.
- Alufolie ist perfekt, um Fleisch oder Fisch auf dem Grill oder im Backofen fettfrei zu garen.
- Im Bratschlauch werden Fleisch, Fisch und Gemüse ebenfalls ohne Fett im Ofen gegart.
- Um Fisch, Fleisch oder Bratkartoffeln fettarm zu braten, ist eine beschichtete Pfanne unverzichtbar. Verzichten Sie auf Panade, denn die saugt sich mit Fett voll. Das wenige Fett, das Sie in der beschichteten Pfanne brauchen, verteilen Sie mit einem Pinsel.
- Im Backofen werden nicht nur Kuchen und Kekse, sondern auch Pommes frites auf Backpapier ohne Fett knusprig gebacken.
- Frühstücksspeck legen Sie zwischen Küchenpapier und erhitzen ihn in der Mikrowelle. Das Fett bleibt im Papier, der Speck wird lecker knusprig.

NICHT VERGESSEN

Entfettungskännchen, Alufolie, Bratschlauch, Pinsel, Haushaltspapier, beschichtete Pfannen – es gibt zahlreiche praktische Helfer für die fettarme Zubereitung.

21 Flexible Vorsätze statt starrer Regeln

Vorsätze, die gut gemeint und im Grunde auch richtig sind, die aber absolut und rigide formuliert sind und keine Ausnahmen zulassen, lassen schnell Misserfolge erleben, wenn sie auch nur ganz geringfügig überschritten werden. Beinhalten Vorsätze Wörtchen wie »nie« oder »immer«, sind sie nicht hilfreich – im Gegenteil (→ »Vorsätze«).

In der psychologischen Verhaltensforschung hat man entdeckt, welche Vorsätze besser durchzuhalten sind, welche mehr Erfolg versprechen. Sie werden »flexible Verhaltensvorsätze« genannt. Damit werden Vorsätze bezeichnet, die sich nicht grundsätzlich auf das ganze Leben beziehen, sondern lediglich auf eine überschaubare Trainingseinheit, zum Beispiel eine Woche. Und: Flexible Vorsätze müssen auch Verhaltenskorrekturen zulassen, damit der Gedanke »Jetzt ist es auch egal« vermieden wird.

Statt des starren Vorsatzes »Ich fahre täglich 5 Kilometer mit dem Rad« nehmen Sie sich vor »In der kommenden Woche fahre ich 35 Kilometer mit dem Rad« – das ist flexibel. Da kann es auch am Dienstag regnen, kein Problem. Statt »nie mehr Schokolade« sagen Sie: »In der nächsten Woche versuche ich mit zwei Tafeln Schokolade auszukommen« – das ist flexibel. Innerhalb der Tage kann mit »Guthaben« und »Krediten« gearbeitet werden. Und das Wochenziel bleibt erreichbar. So hat man Erfolgserlebnisse und wird belohnt.

Das funktioniert auch mit längeren Zeitspannen. Statt »täglich nur 1 Glas Wein« beschließen Sie: »Im kommenden Monat trinke ich insgesamt 25 Gläser Wein« – das ist flexibel. Da darf Geburtstag gefeiert werden mit 3 Gläsern Wein (Kreditaufnahme), und trotzdem kann man die Monatssumme erfüllen.

NICHT VERGESSEN

Formulieren Sie für sich flexible Vorsätze, das sind realistische Ziele für einen konkreten, überschaubaren Zeitraum. Dann können Sie mit »Guthaben« und »Krediten« arbeiten und haben Erfolgserlebnisse, die Sie motivieren, weiterzumachen (→ »Alltag«).

22 Genuss statt Völlerei

Kennen Sie den Unterschied zwischen »Gourmet« und »Gourmand«? Ersteres bezeichnet einen »Feinschmecker«, Letzteres einen »Vielfraß«. Eine repräsentative Befragung ergab, dass sich 75 Prozent der Deutschen selbst für einen »Feinschmecker« halten. Es drängt sich der Gedanke auf, dass einige hier etwas verwechseln.

Wer ein Restaurant mit den Worten empfiehlt: »Da gibt es Portionen, die schafft keiner« oder »Das Schnitzel ist größer als der Teller«, legt jedenfalls mehr Wert auf Quantität statt auf Qualität – der typische Gourmand. Sein Herz schlägt schneller, wenn der überladene Teller serviert wird, der Preis dafür niedrig ist und er sich am Ende pappsatt zurücklehnen kann. Viel Menge fürs Geld erfreut ihn mehr als das sensorische Erlebnis.

Der Gourmet hingegen, also der Feinschmecker, ist ein »Gut-Schmecker«. Er greift auch mal tiefer ins Portemonnaie, weil er weiß, dass gute Qualität ihren Preis hat. Ihn erfreuen viele kleine Gänge, wenn sie sensorische Erlebnisse zaubern, die exzellent und neu sind. Er ist eher ärgerlich, wenn er satt wird, denn er möchte in erster Linie genießen. Die Quantität ist nebensächlich, wichtig ist ihm das Geschmackserlebnis.

NICHT VERGESSEN

Der Gourmet isst gut, der Gourmand isst viel. In Deutschland halten sich beide für Feinschmecker. Ein Irrtum mit Folgen, denn Gourmets sind eher schlank, Gourmands eher dick. Entscheiden Sie selbst, welcher Esstyp Sie sind (oder sein wollen).

23 Abschied von Gewohnheiten

Wer häufiger in Kinderwagen hineinschaut, wird feststellen, dass die Kleinen meist etwas Essbares in den Händen haben. So lernen sie von klein auf, ihre Zeit mit Essen zu verbringen. Nichts ist für eine Mutter schlimmer, als wenn das Kind »nicht richtig« isst. Wer in seinem Garten einen kranken Vogel oder einen Igel findet, denkt sofort: »Was kann ich dem als Futter geben?« Wenn wir Besuch einladen oder bei Freunden eingeladen werden, stellen wir automatisch etwas zum Knabbern auf den Tisch. Wir tun so, als hätten wir alle ständig Hunger und müssten uns gegenseitig auch immer etwas zu essen anbieten.

Aber nicht nur uns gegenseitig, auch uns selbst! Man nimmt ein Buch zur Hand und stellt eine Schale Chips auf den Tisch. Man schenkt sich eine Tasse Kaffee ein und legt ein paar Kekse auf die Untertasse. Das Essen zwischendurch ist aus dem Leben nicht wegzudenken, weil es sich zur festen Gewohnheit herausgebildet hat.

Versuchen Sie doch einmal, diese Gewohnheiten zu durchbrechen. Genießen Sie den »Tatort« am Sonntagabend ohne Erdnüsse. Trinken Sie eine Tasse Tee oder Kaffee, ohne Kuchen zu essen. Besuchen Sie Ihre Nichten und Neffen, ohne ihnen Bonbons zu schenken. Sorgen Sie für den Igel, ohne eine Schale Milch hinzustellen. Das geht alles – man muss es sich nur angewöhnen!

So wie wir bestimmte Situationen mit Essen gekoppelt haben, können wir sie auch wieder entkoppeln. Doch das muss trainiert werden. Gewohnheiten ändern sich nicht, wenn man es sich nur vornimmt. Fangen Sie heute damit an. Üben Sie fleißig und verzweifeln Sie nicht, wenn Sie mal einen Rückfall haben.

Machen Sie sich immer wieder erneut bewusst, wann Sie nichts essen wollen, schreiben Sie sich als Gedankenstütze Zettel, die Sie an die Tür des Süßigkeitenschranks kleben. Sagen Sie Ihrer Familie, Ihren Freunden, dass Sie sich das gewohnheitsmäßige Essen abgewöhnen wollen. Es wird seine Zeit dauern, aber Sie werden immer häufiger den Keks zum Kaffee einfach vergessen.

NICHT VERGESSEN

Stellen Sie fest, in welchen Situationen Sie automatisch Essen auf den Tisch stellen. Machen Sie sich dies bewusst und denken Sie in Zukunft darüber nach, ob in dem Moment das Essen wirklich notwendig ist oder reine Gewohnheit.

24 Heißhunger ade

Sie kennen das: Den ganzen Tag haben Sie sich beherrscht, konnten Reste auf dem Teller lassen, haben auf Schokolade verzichtet (obwohl Sie große Lust darauf hatten) und dem appetitlichen Kuchenstück beim Kollegenkaffee widerstanden. Den kleinen Hunger zwischendurch bei der Arbeit haben Sie einfach weggesteckt. Doch nun ist es Abend, Sie sitzen auf dem Sofa, haben außer Fernsehen nichts zu tun – da überfällt Sie plötzlich der Heißhunger, und mit der Standhaftigkeit ist es vorbei. Was tun?

Tagsüber sind viele Menschen »gezügelte Esser«, die ihr Essverhalten erfolgreich unter Kontrolle haben, doch der Heißhunger (manchmal auch ein gezielter Süßhunger), der typischerweise am Abend auftritt, macht alle guten Vorsätze zunichte. Er überfällt die Menschen in der Regel, wenn sie alleine zu Hause sind, nichts Besonderes zu tun haben und vielleicht auch gerade nicht so gut gelaunt sind. Der Heißhunger richtet sich auf Nahrungsmittel, die nicht den echten Hunger, sondern eher eine Lust befriedigen: Süßes, Salziges oder Fettiges. Die Langeweile und die schlechte Laune bremsen die Selbstkontrolle aus, man hat dem Heißhunger nichts mehr entgegenzusetzen.

Die Heißhungerattacke wird also in ganz bestimmten Situationen erlebt. Darum lautet der beste Tipp dagegen: Situationswechsel!

Vermeiden Sie die Situationen, in denen Sie der Heißhunger überfällt. Gehen Sie aus, laden Sie jemanden ein, suchen Sie sich eine Beschäftigung, die Sie anregt und fordert. Notlösung: Nichts im Haus haben, was dick macht, also keine Schokolade, Chips oder ähnlich fettreichen Snacks.

Wenn Sie gerade eine Diät machen, ist außerdem zu bedenken, dass Heißhunger ein Zeichen dafür ist, dass die Diät zu streng ist.

NICHT VERGESSEN

Überlegen Sie, wann Sie der Heißhunger überfällt und Sie die Selbstkontrolle verlieren. Vermeiden Sie diese Situationen, lenken Sie sich ab. Wenn man mit anderen Menschen zusammen ist oder sich mit etwas Interessantem beschäftigt, tritt kein Heißhunger auf.

25 Hunger boykottiert das Abnehmen

Nur wer sich satt isst, kann dauerhaft abnehmen. Denn Hunger verleitet zu unkontrolliertem Essen. Wer ständig zu wenig isst, wird sich irgendwann nicht mehr beherrschen können und dann »zuschlagen«. Zudem soll es auch beim Abnehmen Spaß machen zu essen, und das ist nur der Fall, wenn wir dabei satt werden. Wer hungrig vom Tisch aufsteht, ist unzufrieden, bekommt schlechte Laune … und ist dann erst recht versucht, sich wieder mit Essen zu trösten.

Sich »richtig« satt essen will jedoch gelernt sein. Die beiden wichtigsten Regeln lauten:

1. Lernen Sie, Ihr Sättigungsgefühl wahrzunehmen und darauf zu reagieren, also die Mahlzeit zu beenden, wenn Sie satt sind (→ »Sättigungsgefühl«).
2. Essen Sie sich mit den richtigen Nahrungsmitteln satt, nehmen Sie also eine gesunde Mischung an Lebensmitteln zu sich (→ »Kalorienmix«, → »Kohlenhydrate«).

Menschen, die ihrer Figur zuliebe ihr Essverhalten zügeln, sich nicht mehr richtig satt essen, verlernen allmählich, ihr Sättigungsgefühl wahrzunehmen. So essen sie immer zu wenig, und werden auch dann nicht mehr satt, wenn sie mal mehr – oder viel – essen.

NICHT VERGESSEN

Essen Sie sich satt, aber mit den richtigen Nahrungsmitteln! Wer hungert, verliert leicht die Kontrolle über sein Essverhalten.

26 Beim Imbiss bewusst auswählen

Für jemanden, der beruflich oder aus anderen Gründen darauf angewiesen ist, häufig auswärts zu essen, ist es nicht immer ganz einfach, ein gesundes Essverhalten durchzuhalten.

Der Besuch von Imbissstuben sollte die Ausnahme bleiben, denn Bratwurst, Currywurst, Pommes und Co. sind definitiv allzu »fette Kost«. Da bietet die Systemgastronomie schon mehr Auswahl. So kann sich der »Hamburger classic« mit einem Salat (ohne Majo) und einem Wasser durchaus essen lassen.

Im Restaurant können Sie trainieren, die Speisekarte gut zu lesen und Ihre Bestellung bei Bedarf etwas zu modifizieren. Das Kotelett oder Schnitzel muss nicht paniert sein, das Dressing sollte getrennt vom Salat gereicht werden. Mit Salzkartoffeln liegen Sie immer besser als mit Gratins, Pommes oder Bratkartoffeln. Die Gemüsebeilage ordern Sie gedämpft – ohne Sahnesoße. Als Vorspeise bremst ein Süppchen (ohne Sahne) den ersten Hunger. Zum Dessert gibt es vielleicht ein Stück Obst. Aber auch mit Roter Grütze, einem Sorbet oder einem Stückchen Obsttorte können Sie Ihr Restaurantessen angenehm beschließen.

NICHT VERGESSEN

Sie müssen wissen, was Sie essen wollen, und dies dem Kellner deutlich machen. Er ist Ihr Vermittler zur Küche. Trauen Sie sich! Wer bezahlt, kann auch bestimmen, was auf den Teller kommt!

27 Ohne Jo-Jo-Effekt geht's auch

Wenn Sie schon ein paar Diäten hinter sich haben, kennen Sie sicher auch den Jo-Jo-Effekt: Man nimmt erfolgreich ab, solange man sich an die Diät hält, die in der Regel die Kalorienzufuhr drastisch reduziert. Sobald man die Diät beendet hat und wieder »normal« isst, nimmt man wieder zu. Manchmal sogar mehr, als man abgenommen hat.

Warum ist das so? Die Natur hat Ihrem Organismus ein Programm mitgegeben, das Sie vor dem Verhungern schützt. Wenn Sie weniger Kalorien zu sich nehmen, startet der Körper sein Sparprogramm und verbrennt ebenfalls weniger Kalorien. Er weiß ja nicht, dass Sie freiwillig abnehmen und nicht durch eine Hungersnot dazu gezwungen werden. Wie gewünscht, verbrennt er Fettkalorien – aber auch Eiweißkalorien aus den Muskeln, denn das senkt den Grundumsatz und spart Energie.

Nach der Diät bleibt der Körper zunächst bei diesem Sparprogramm, also einem reduzierten Stoffwechsel. Zwar bekommt er nun wieder mehr Energie, daraus bildet er aber erst einmal Reserven und bereitet sich damit praktisch auf die nächste »Hungersnot« vor. Das wäre dann die nächste Diät …

Wer nachhaltig abnehmen möchte, muss daher seine Ernährung grundsätzlich umstellen und darf nicht einfach nur weniger Kalorien zu sich nehmen. Das dauert zwar länger, ist aber die einzige Möglichkeit, langfristig sein Gewicht zu reduzieren und das neue Gewicht auch zu halten (→ »Ausdauer«). Essen Sie sich satt und bewegen Sie sich ausreichend, dann können Sie die besten Erfolge erleben.

NICHT VERGESSEN

Je langsamer Sie abnehmen, umso langfristiger wird Ihr Erfolg sein. Sie dürfen Ihrem Körper keine Hungersnot vorgaukeln, denn damit lösen Sie den gefürchteten Jo-Jo-Effekt aus. Haben Sie also Geduld und freuen Sie sich über jeden noch so kleinen Schritt, der Sie Ihrem großen Ziel näher bringt.

28 Auf den Kalorienmix kommt's an

Mal ehrlich, wenn Ihre ausführlichen und detaillierten Kalorientabellen Ihnen bisher geholfen hätten, hätten Sie kein Figurproblem, oder?

Die »Kalorie« ist ein bekannter Begriff, Kalorientabellen finden sich in fast jedem Haushalt. Doch: Was sind Kalorien? Viele haben Angst vor ihnen, halten sie für die »Dickmacher«. Dabei sind Kalorien nur eine Maßeinheit wie Kilometer oder Kilogramm. Kalorien lassen erkennen, wie viel Energie eine bestimmte Menge Lebensmittel liefert. Das ist allerdings abstrakt und sagt kaum etwas darüber aus, was genau und wie viel Sie essen dürfen, wenn Sie zum Beispiel eine 1 000-Kalorien-Diät machen.

Kalorien kann man nicht essen. Ebenso wenig sind Kilometer oder Kilogramm direkt greifbar. Aber es gibt Strecken, die einen Kilometer lang sind, und Gegenstände, die ein Kilogramm wiegen. So ist das bei den Kalorien auch: Die vier Stoffe Fett, Kohlenhydrate, Eiweiß und Alkohol liefern Kalorien – allerdings in unterschiedlicher Menge, und sie machen unterschiedlich satt. So nehmen Sie beispielsweise 570 Kilokalorien zu sich, wenn Sie sich acht Schokotrüffel schmecken lassen. Wenn Sie sechs Bananen essen, sind das ebenfalls 570 Kilokalorien. Aber was macht mehr satt? Natürlich die Bananen. Denn sie liefern fast nur Kalorien aus Kohlenhydraten, außerdem ein paar Eiweißkalorien. Die Kalorien in den Schokotrüffeln hingegen stammen etwa zu gleichen Teilen aus Fett und Kohlenhydraten (Zucker).

Kohlenhydratkalorien machen nach den Eiweißkalorien am besten satt. Danach kommen Fett- und schließlich Alkoholkalorien, die überhaupt nicht sättigen.

Fazit: Bei dem, was Sie täglich essen, sollte der Anteil an Kohlenhydraten deutlich höher sein als der Anteil an Fett. Noch geringer sollte der Eiweißanteil sein, und Alkohol ist sowieso nur in Maßen zu empfehlen (→ »Alkohol«). Kalorientabellen helfen Ihnen bei Ihrem Abnehmvorhaben nur bedingt. Machen Sie sich nicht zu einem Sklaven von starren Kalorienlimits. Ernähren Sie sich gesund und ausgewogen, dann nehmen Sie auch ab.

NICHT VERGESSEN

Nicht die absolute Kalorienzahl, die man zu sich nimmt, ist entscheidend, sondern der Kalorienmix. Folgendes Verhältnis der Stoffe (in Prozent der Gesamtkalorien) ist ideal:

12 – 15 % Eiweiß
25 – 30 % Fett
55 – 60 % Kohlenhydrate

29 Vertrauen Sie Ihrem Körpergefühl

Es ist beschlossene Sache: Sie wollen abnehmen. Bevor Sie nun Ihr persönliches Wunschgewicht als Zielvorgabe festlegen, sollten Sie ein wenig darüber nachdenken. Der Entschluss, zehn oder zwanzig Kilogramm abzunehmen, ist schnell gefasst – doch wenn dieses Ziel in weiter Ferne bleibt, kommt irgendwann der Katzenjammer (→ »Einstellung«).

Versuchen Sie es doch einmal damit, sich kein festes Ziel zu setzen. Wichtig ist, dass Sie überhaupt abnehmen – und das wird auch gelingen. Ändern Sie Ihre Essgewohnheiten, bewegen Sie sich mehr und vertrauen Sie darauf, dass die Waage Woche für Woche weniger anzeigen wird. Mit einem Pfund pro Woche haben Sie bereits viel erreicht. Nach drei Monaten sind das sechs Kilogramm! Und es kann dann noch weitergehen.

Dieses langsame, aber stetige Abnehmen werden Sie auf der Waage sehen, aber vor allem spüren: Die Hosen sitzen lockerer, Sie fühlen sich leichter, beweglicher. Schauen Sie darum weniger auf die Waage und achten Sie mehr auf Ihr Körpergefühl. »Erleben« Sie Ihre Gewichtsabnahme. Mit der Waage können Sie Ihr Gewicht einmal pro Woche kontrollieren und sich über Ihre Erfolge freuen. Aber das tägliche Wiegen ist überflüssig und sagt nur wenig aus. Eine Gewichtsabnahme verläuft nicht kontinuierlich, da gibt es Tage, an denen auf der Waage gar nichts passiert, dann aber macht Ihr Gewicht einen Sprung nach unten.

Außerdem: Die Waage misst nur das Gewicht, und das kann auch durch Veränderungen im Flüssigkeitshaushalt oder durch Muskelaufbau hervorgerufen werden. Beispielsweise ist Fett leichter als Muskeln. Wenn Sie daher Fett abbauen und Muskeln zulegen, wird sich das auf der Waage kaum bemerkbar machen, Ihr Körper wird aber fühl- und sichtbar straffer und schlanker sein.

NICHT VERGESSEN

Setzen Sie sich nicht unter Druck. Nehmen Sie ab und freuen Sie sich von Woche zu Woche über Ihren Erfolg. Entwickeln Sie ein Gefühl für Ihren Körper und orientieren Sie sich nicht allein an der Waage.

30 Kohlenhydrate – die idealen Sattmacher

Wer abnehmen will, darf nicht hungern (→ »Hunger«). Doch wie isst man sich satt, ohne zuzunehmen? Die Antwort ist einfach: Essen Sie Kohlenhydrate. Sie finden sie vor allem in pflanzlichen Produkten: Gemüse, Salat, Obst, Kartoffeln, Brot, Reis, Nudeln und Zucker. Tierische Produkte enthalten keine Kohlenhydrate – ausgenommen die Laktose in der Milch.

Vergessen Sie die alten Vorurteile, die Kohlenhydrate – Nudeln, Kartoffeln, Zucker – als Dickmacher bezeichnen. Heute weiß man, dass die Kombination entscheidend ist und Nudeln und Kartoffeln für sich genommen nicht dick machen, im Gegenteil. Sie sollten aber daran denken, dass einige Lebensmittel einen hohen Zuckergehalt haben, der auf den ersten Blick nicht erkennbar ist (→ »Zucker«). Das sind allem voran süße Softdrinks, aber auch Frühstücksflocken oder fertige Süßspeisen.

Hingegen können Sie Gemüse unbegrenzt genießen, am verträglichsten ist es kurz gedünstet. Obst ist als Nachtisch oder Zwischenmahlzeit perfekt geeignet.

Nehmen Sie Kartoffeln, Nudeln, Reis, dazu Gemüse in all seiner Vielfalt sowie Salat, so haben Sie fast unbegrenzte Variationsmöglichkeiten für leckere, gesunde Gerichte.

NICHT VERGESSEN

Gewöhnen sie es sich an, mehr kohlenhydratreiche Lebensmittel zu essen – auch als Zwischenmahlzeit anstelle von fettreichen Süßigkeiten. So werden Sie satt, haben Spaß am Essen und dürfen mit gutem Gewissen schlemmen.

31 Mehr Lebensqualität

Begreift man »Diät« im ursprünglichen Sinn als »Lebensstil«, kann man tatsächlich durch eine Diät abnehmen (→ »Diäten«). Und zwar, indem man einen Lebensstil findet, der die Gesundheit fördert und die Lebensqualität steigert. Da es dabei um Ihr Leben und Ihre Befindlichkeit geht, verbieten sich Ratschläge von außen. Sie selbst sind gefragt!

Es kann zu einer spannenden Aufgabe werden, über den eigenen Lebensstil nachzudenken. Sich vorzustellen, was daran gefällt, was günstig und was eher ungünstig ist. Die folgenden Fragen können Ihnen vielleicht Anregungen geben und die Gedanken auf die richtige Fährte lenken.

- Welche Rolle spielt Bewegung in Ihrem Leben? Keine Zeit? Keine Lust? Keine Gelegenheit?
  Oder sagen Sie: »Ich bin bereits ein bewegter Mensch«? – Herzlichen Glückwunsch!
- Was bedeutet Ihnen das Essen? Ein Stück Lebensqualität? Tägliche Notwendigkeit? Trostpflaster bei Stress? Grund für schlechtes Gewissen?
  Oder sagen Sie: »Ich esse gerne und ausgewogen«? – Herzlichen Glückwunsch!
- Wie empfinden Sie Ihre Figur? Übergewicht? Sie können sich selbst nicht leiden? Finden keine tolle Kleidung? Schuldgefühle?
  Oder sagen Sie: »Ich akzeptiere mich so, wie ich bin«? – Herzlichen Glückwunsch!
- Wie beurteilen Sie Ihr Verhalten? Zu viel Alkohol? Zu viele Zigaretten? Zu wenig Freunde? Oft Langeweile? Zu viel Stress?

Oder sagen Sie: »Ich bin mit mir ganz zufrieden«? – Herzlichen Glückwunsch!

Jetzt sind Sie ganz nah an der Antwort auf die Frage: Welche »Diät« passt zu mir? Nämlich genau jene, die Ihnen hilft, den Lebensbereich zu optimieren, bei dem das »Herzlichen Glückwunsch« noch fehlt. Packen Sie es an. Es steht in Ihrer Macht, das zu tun, was Sie gerne erreichen möchten.

NICHT VERGESSEN

Finden Sie Ihren individuellen Lebensstil, mit dem Sie sich ganz ehrlich wohlfühlen. Dies ist die beste »Diät«, die Sie machen können.

32 Naschen erlaubt – aber das Richtige

Macht zwischendurch essen dick? Im Prinzip nein, denn es kommt nicht darauf an, wann man isst, sondern allein darauf, wie viel man insgesamt isst. In der Theorie ist es sogar klüger, über den Tag verteilt mehrere kleine statt nur drei große Mahlzeiten zu essen.

Doch in der Praxis sieht es meist etwas anders aus. Zum einen besteht die Zwischenmahlzeit oft aus Keksen, Schokolade oder anderen süßen und fettigen Kleinigkeiten, die schnell greifbar sind. Diese bringen aber viele Kalorien mit, was sich schließlich auf der Waage zeigt.

Zum anderen fällt es gerade Menschen, die Gewichtsprobleme haben, leichter, eine Zeit lang nichts zu essen, als nach ein paar Bissen aufzuhören. Mit dem »Start-Signal« (Appetit) haben sie weniger Probleme als mit dem »Stopp-Signal« (Sättigung). Die Empfehlung, fünf kleine Mahlzeiten am Tag zu essen, birgt daher die Gefahr, dass aus den fünf kleinen fünf große Mahlzeiten werden, weil das Stopp-Signal verzögert wirkt.

Wenn Sie also die richtigen Lebensmittel – Gemüse, Obst und Brot – wählen und lernen, auf das Stopp-Signal zu hören, sind Zwischenmahlzeiten eine gute Wahl, um dem Bärenhunger am Abend vorzubeugen.

NICHT VERGESSEN

Fettarme Zwischenmahlzeiten verhindern, dass Heißhunger entsteht. Schokoriegel, Kuchen, Bratwurst und ähnliche »praktische« Snacks machen jedoch dick.

33 Planung ist das halbe Leben

Sie haben beschlossen, abzunehmen, und sind voller Tatendrang. Nun muss es sofort losgehen – und am besten nutzen Sie die Gelegenheit und holen auch gleich das Fahrrad aus dem Keller, aktivieren den verstaubten Tennisschläger, machen einen Friseurtermin, um sich einen neuen Schnitt verpassen zu lassen, und mit dem Rauchen wollten Sie doch eigentlich auch aufhören… Stopp! Schalten Sie einen Gang zurück! Veränderungen der Gewohnheiten und der Lebensweise brauchen ihre Zeit. Wenn Sie sich zu viel auf einmal vornehmen, wird Ihnen nichts davon gelingen. Kein Mensch schafft es, von heute auf morgen sein Leben umzukrempeln.

Im Moment ist es Ihnen am wichtigsten, ein paar Kilos abzunehmen? Dann beginnen Sie damit und verschieben Sie die anderen Veränderungen auf später. Abzunehmen ist anstrengend genug und fordert viel Energie. Sie können sich ja Ziele setzen und zum Beispiel nach den ersten drei verlorenen Kilos zum Friseur gehen. Damit belohnen Sie sich gleichzeitig, was wiederum motiviert, weiterzumachen (→ »Belohnung«). Für das gesamte Projekt »Abnehmen« lassen Sie sich aber auf alle Fälle Zeit!

Ebenso wichtig ist es, zum richtigen Zeitpunkt mit dem Abnehmen zu beginnen. Sie brauchen einige Wochen, die nicht durch Festtage, Urlaub oder persönliche Probleme gestört werden sollten. Wählen Sie eine Trainingsstrecke, die Ihnen das Durchhalten nicht unnötig schwer macht. Wenn Sie allerdings zu den Menschen gehören, die im Urlaub gerne aktiv sind, kann dies der richtige Einstieg für Sie sein. In einer anderen Umgebung, mit viel Bewegung und abgelenkt durch verschiedene Aktivitäten nehmen Sie vielleicht schon ein oder zwei Kilo ab und sind zu Hause motiviert, weiterzumachen.

Weihen Sie Ihren Partner und Ihre engsten Freunde ein. Besprechen Sie, was Sie vorhaben, und bitten Sie darum, dass Sie sich an sie wenden können, wenn Probleme auftauchen. So schaffen Sie sich sozialen Rückhalt, der Ihr Durchhaltevermögen stärkt (→ »Unterstützung«). Vielleicht möchte sogar eine Freundin, ein Freund oder jemand aus Ihrer Familie ebenfalls abnehmen. Dies kann ein Ansporn sein, wenn Sie Tipps und Tricks austauschen, gemeinsam lecker fettarm kochen, zusammen spazieren gehen und sich so gegenseitig motivieren.

NICHT VERGESSEN

Überfordern Sie sich nicht. Suchen Sie sich zwei Monate aus, die keine besonderen Anlässe oder Belastungen erwarten lassen. Wählen Sie sich Verbündete, die Sie unterstützen. Dann haben Sie Ihre Gewichtsabnahme gut organisiert und können auf Erfolg hoffen.

34 Gelassen bleiben trotz Rückfall

Sie stellen sich nach einiger Zeit mal wieder auf die Waage und bekommen einen Schreck: Sie haben wieder zugenommen! Dann heißt es Ruhe bewahren und den Verstand einschalten. Machen Sie sich bewusst, dass es völlig normal ist, dass das Körpergewicht nach einer Gewichtsabnahme auch mal wieder nach oben tendiert. Sie wissen doch und haben es am eigenen Leib erlebt, wie Sie abnehmen können. Darum können Sie ganz gelassen bleiben, wenn die Waage etwas mehr anzeigt.

Halten Sie sich die folgende Geschichte vor Augen: Sie stehen ganz oben auf einer langen Treppe mit 100 Stufen. Sie möchten gerne nach unten und bewältigen Stufe für Stufe den langen Weg. Unten angekommen sind Sie etwas erschöpft, aber froh und stolz, dass es Ihnen gelungen ist, den Abstieg gemeistert zu habe. Können Sie sich das vorstellen?

Plötzlich machen Sie einen kleinen Sprung. Ihnen ist nicht klar, was Sie da hat springen lassen, aber Sie bemerken, dass Sie drei Stufen höher stehen. Ist das Grund für einen Schreck? Ist das Anlass, an sich zu zweifeln? Immerhin liegen noch 97 Stufen über Ihnen, die Sie erfolgreich hinter sich gebracht haben. Und: Da Sie Übung darin haben, Stufen hinunterzusteigen, werden Sie die drei Stufen gekonnt nochmals absteigen.

Genauso müssen Sie über Ihre Gewichtsabnahme denken: Sie haben viele, viele Stufen bewältigt. Das bisschen Gewichtszunahme – die drei Stufen, die Sie wieder hinaufgehüpft sind – ist kein Problem, denn Sie wissen ja, wie Sie wieder heruntersteigen, sprich: abnehmen.

NICHT VERGESSEN

Sie haben erfolgreich abgenommen und wissen, wie es geht und dass Sie es können. Ein paar Pfunde mehr auf der Waage sind kein Desaster, sondern ein normales Ereignis, das Sie mit Ihrer Erfahrung gekonnt wieder rückgängig machen können.

35 Das Sättigungsgefühl wieder spüren

»Manchmal wünsche ich mir, dass ein Experte mir sagt, wann ich satt bin«, so lautet eine Aussage in einem Test zum Essverhalten. Geht es Ihnen auch so, dass Sie gerne einen solchen »Experten« neben sich hätten?

Wenn ja, dann werden Sie doch einfach selbst zum Experten für Ihr Sättigungsgefühl. Dazu müssen Sie nur wissen, dass vor allem die Magenfüllung das Gefühl auslöst, satt zu sein, und dass die ersten Sättigungssignale mit Zeitverzögerung erlebt werden. Bis das Signal »satt« vom Magen ins Gehirn gelangt und wir es dann registrieren, dauert es ein paar Minuten, bei manchen Menschen sogar bis zu einer Viertelstunde.

Wenn Sie nun in fünf Minuten Ihren Teller leer essen, haben Sie nicht das Gefühl, satt zu sein. Also legen Sie nach, und wenn Sie das Sättigungssignal endlich wahrnehmen, ist es zu spät: Gerade Schnellesser leiden oft unter Völlegefühl, was nichts anderes bedeutet, als dass sie zu schnell viel zu viel gegessen haben, bevor sie durch Sättigung »gebremst« werden konnten.

Trainieren Sie also, langsam mit Genuss zu essen. Geben Sie dadurch Ihrem Sättigungsgefühl eine Chance, zum richtigen Zeitpunkt »Stopp« zu melden. Hier ein paar praktische Tipps, die Ihnen dabei helfen:

- Trinken Sie vor dem Essen ein Glas Wasser. Damit wird bereits eine Vor-Sättigung angestoßen.
- Geeignet ist auch eine klare Brühe, die Sie ganz heiß servieren sollten, denn dann müssen Sie sie langsam essen.
- Legen Sie nach den ersten Minuten eine kleine Pause ein, bevor Sie weiteressen.

- Trainieren Sie, Ihre Mahlzeit auf mindestens 15 Minuten auszudehnen.
- Essen Sie kohlenhydratreiche, großvolumige Mahlzeiten, denn diese sättigen besser als fettreiche Speisen, die wenig Menge in den Magen bringen.

NICHT VERGESSEN

Je langsamer Sie essen, umso besser kann Ihr Sättigungsgefühl sich bemerkbar machen. Werden Sie vom Schnellesser zum Langsamesser!

36 Schönheitsideale hinterfragen

Zu Rubens Zeiten war alles anders. Die fülligen Frauen, die der berühmte Künstler malte, entsprachen dem damaligen Schönheitsideal – heute gelten sie als übergewichtig. Doch zu jener Zeit waren die meisten Menschen eher dünn, denn Schmalhans war Küchenmeister. Üppigkeit war ein Zeichen von Reichtum. In den 1920er Jahren kam die »vornehme Blässe« in Mode, als Arbeiter und Bauern durch die Arbeit im Freien immer braun gebrannt waren und nur die Reichen sich den Luxus erlauben konnten, ihre Tage im Schatten zu verbringen. Als schließlich Mitte der 1960er Jahre die Mehrheit der Bevölkerung eher füllig war, avancierte das magersüchtige Model Twiggy zum neuen Schönheitsideal.

Als »Ideal« gilt immer das, was die Mehrheit der Bevölkerung gerade nicht erfüllt, unabhängig davon, ob es ojektiv schön oder der Gesundheit zuträglich ist. So entspricht auch das heutige sogenannte Schönheitsideal objektiv betrachtet dem Untergewicht, denn die »schönen Models« liegen mit ihrem Body-Mass-Index (BMI) unter 18 – das ist ungesund und fördert Essstörungen.

Berechnen Sie also Ihren eigenen BMI (→ S. 10). Liegt er zwischen 18,5 und 25, dann sollten Sie zufrieden sein, denn Sie haben Normalgewicht – auch wenn Sie keine Modelfigur haben. Liegt Ihr BMI über 25, dann würde es Ihnen guttun, etwas abzunehmen. Liegt er gar über 30, dann sollten Sie Ihr Gewicht dringend reduzieren, nicht wegen der »Schönheit«, sondern wegen der gesundheitlichen Risiken, die Übergewicht mit sich bringt.

NICHT VERGESSEN

Das heutige »Schönheitsideal« hat mit Gesundheit nichts zu tun – eher im Gegenteil! Menschen sind keine Industrie-, sondern Naturprodukte, deren »Abmessungen« einer gewissen Schwankungsbreite unterliegen.

37 Freundschaften stärken das Selbstbewusstsein

Ein gesundes Selbstbewusstsein kann sich nur entwickeln, wenn man andere Menschen als Vergleichsmöglichkeiten hat, als Spiegel. Die Auseinandersetzung mit anderen hilft uns dabei, uns selbst besser kennenzulernen und besser zu verstehen. Daher ist mein »Rezept« für mehr Selbstbewusstsein ganz einfach: nachfragen und sich austauschen.

Mit einer guten Freundin oder einem guten Freund können Sie sich über Ihre Wünsche und Selbstzweifel unterhalten, zum Beispiel darüber, wie das Übergewicht am Selbstbewusstsein nagt oder wie unsicher Sie sich fühlen, wenn Sie mit neuen Menschen konfrontiert werden. Es tut gut, sich mitzuteilen, und es kann hilfreich sein, zu hören, wie Sie wirken. Wenn Ihre Freundin Ihnen sagt, dass Sie sich gut kleiden, attraktiv sind und oft selbstsicher wirken, stärkt dies das Selbstbewusstsein.

Zudem schafft ein solches ehrliches Bekenntnis ein Klima, das den Gesprächspartner motiviert, von seinen Problemen zu sprechen. Sie werden erfahren, dass jeder seine eigenen Probleme und Selbstzweifel mit sich herumträgt. Und dass dies das Selbstbewusstsein nicht schmälern muss, denn es hängt nicht davon ab, wie perfekt jemand ist, sondern wie ehrlich und authentisch.

NICHT VERGESSEN

Sprechen Sie ehrlich und offen mit Ihren Freunden. Sie werden erfahren, dass Sie mit Ihren Problemen nicht alleine sind. Dies macht es leichter, dazu zu stehen, und stärkt das Selbstbewusstsein.

38 Sport bringt Spaß und Lebensfreude

Zugegeben, es gibt jede Menge Sportunfälle. Und Leistungssportler sind auch nicht immer ein Musterbeispiel für strotzende Gesundheit. Aber zwischen Freizeitsport und Leistungssport liegen Welten.

Im Freizeitsport ist eine offenbar typisch deutsche Mentalität ein Risikofaktor: Wenn schon sportliche Bewegung, dann aber heftig! Die schweißtriefenden Jogger mit hochrotem Kopf trainieren eher gegen als für ihren Körper. Aber Sport sollte dosiert belasten – und nicht extrem. Vor allem: Sport sollte Spaß machen und nicht in Stress ausarten.

Zwei anerkannte Professoren der Sportmedizin haben sich einmal ein intensives Wortduell geliefert. »Sport ist riskant« gegen »Sport ist gesund«. Ein hartes Duell, aber schließlich haben sich die beiden Herren geeinigt. Ihr Konsens bestand in dem Satz: »Immobilität ist ein gesundheitlicher Risikofaktor.« Wie wahr!

Das Gegenteil von Immobilität ist Mobilität, auf Deutsch: Bewegung. Wer sich bewegt, eliminiert nach der Erkenntnis der Sportmediziner einen Risikofaktor und tut etwas für seine Gesundheit. – Also los!

Anfangs fällt Bewegung schwer, ist unangenehm, wird als Arbeit empfunden. Aber nach zwei bis drei Monaten kehrt sich das Erleben um: Dann braucht man die Bewegung, um sich gut zu fühlen, man hat Freude daran, sich und seinen Körper zu spüren. Bewegung macht Lust auf Leben!

NICHT VERGESSEN

Es muss nicht immer Sport sein! Aber es darf auch keine »bequeme« Immobilität sein, denn die ist riskant. Laufen, tanzen, walken, Rad fahren, schwimmen sind nur ein paar von vielen Möglichkeiten, sich mit Spaß im Alltag zu bewegen (→ »Bewegung«).

39 Stress verursacht Kummerspeck

»Normal« ist das nicht, wenn sich im Stress der Appetit meldet. Eine Antilope, die beim Anblick eines Löwen ans Fressen denkt, hätte damit wohl ihren letzten Gedanken gehabt. Flucht oder Angriff, das sind die biologisch vorprogrammierten Reaktionen auf Stress.

Doch bei uns Menschen ist diese biologische Stressreaktion zumeist blockiert. Wenn der Chef uns anbrüllt, laufen wir nicht weg und treten ihm auch nicht vors Schienbein. Da müssen andere Wege gesucht werden, um mit dem Stress fertig zu werden. In solchen Situationen zu Schokolade oder anderen »Leckereien« zu greifen, uns also mit Essen zu beruhigen, das haben wir im Laufe des Lebens gelernt.

Als Ursache für den »Hunger der Seele« wird angenommen, dass Babys, die von ihren Müttern im wahrsten Sinne des Wortes häufig »abgespeist« werden, nicht lernen, zwischen verschiedenen Gefühlen des Unwohlseins zu unterscheiden. Das Baby bekommt die Flasche, wenn es schreit – egal, ob es Hunger hat, eine volle Windel oder ob es ihm zu warm ist. So lernt es, auf alle Missempfindungen mit Nahrungsaufnahme zu reagieren. Diese Erfahrung begründet dann die Stressreaktion im späteren Leben.

Stress-Essen ist aber kein Schicksal. Man kann sich diese Reaktion auch wieder abtrainieren, indem man bewusst Verhaltensalternativen sucht: zum Beispiel kurz an die frische Luft gehen, ein paarmal tief durchatmen, einen »Stressball« kneten oder in die Ecke werfen … Suchen Sie sich Möglichkeiten, die für Sie funktionieren und praktikabel sind.

NICHT VERGESSEN

Wenn Sie auf Stress mit Essen reagieren, dann sorgen Sie dafür, dass Sie keine Fettbomben parat haben. Wirkungsvoller ist es jedoch, zu lernen, mit Stress anders umzugehen, oder ihn möglichst zu vermeiden.

40 Viel trinken, viel abnehmen

Wasser ist essenziell für den Körper (→ »Durst«). Beim Abnehmen ist es besonders wichtig, viel zu trinken, denn:

- Je weniger auf dem Teller liegt, desto mehr sollte im Glas sein. Wer weniger isst, nimmt weniger Flüssigkeit durch Lebensmittel zu sich und sollte daher entsprechend mehr trinken, um den Flüssigkeitsbedarf zu decken.
- Manchmal verwechselt man das Gefühl von Durst mit Hunger, vor allem zwischen den Hauptmahlzeiten. Daher sollten Sie erst einmal etwas trinken, wenn Sie glauben, Hunger zu haben – möglicherweise stellt sich heraus, dass es Durst war.
- Trinken Sie vor jeder Mahlzeit ein Glas Wasser. Dies regt den Stoffwechsel an, und wenn die eigentliche Mahlzeit beginnt, tritt das Sättigungsgefühl schneller ein (→ »Sättigungsgefühl«).

Wenn Sie abnehmen wollen, trinken Sie Mineralwasser (oder Leitungswasser) und ungesüßte Tees. Alkohol und zuckerhaltige Getränke sollten Sie meiden oder nur in kleinen Mengen zu sich nehmen. Für Fruchtsaftschorle wählen Sie naturreine Fruchtsäfte ohne Zuckerzusatz und mischen Saft mit Wasser im Verhältnis 1:2.

Bestimmte Tees unterstützen das Abnehmen. Probieren Sie aus, was Ihnen schmeckt.

- Mate-Tee bremst den Hunger.
- Grüner Tee kurbelt den Stoffwechsel an.
- Lapacho-Tee wirkt ebenfalls anregend auf den Stoffwechsel.
- Pu-Erh-Tee unterstützt die Fettverbrennung.
- Rooibus-Tee vertreibt den Hunger auf Süßes.

NICHT VERGESSEN

Hunger oder Durst? Trinken Sie erst einmal ein Glas Wasser, manchmal genügt das. Sollten Sie wirklich Hunger haben, ist der Magen besänftigt und Sie können sich in Ruhe etwas zu essen zubereiten, ohne Heißhunger zu bekommen.

41 Übergewicht macht krank

Früher galt der dicke Bauch als Zeichen von Reichtum und Einfluss. Julius Cäsar soll gesagt haben: »Lasst dicke Männer um mich sein.« Übergewichtige Menschen haben auch in Notzeiten »etwas zuzusetzen«. Und pralle Babys schauen einfach niedlich aus. Doch die Zeiten, in denen Dicksein positiv bewertet wurde, sollten endgültig vorbei sein.

Üppige Fettpolster am Körper sind auf Dauer eine beachtliche Gefahr für die Gesundheit. Sie bringen den Stoffwechsel durcheinander und verhindern, dass das Insulin der Bauchspeicheldrüse dort ankommt, wo es benötigt wird. Folge: Diabetes. Die überschüssigen Fettmassen belasten die Gelenke und führen zu teilweise massiven Beschwerden. Sie machen das Atmen schwer und fördern die nächtlichen Atemaussetzer, die gefährlich werden können.

Es gibt kaum eine Krankheit, die durch Übergewicht nicht verschlimmert wird. Es ist vor allem das Fett in der Bauchregion, das dem Organismus Schwierigkeiten bereitet. Der »Apfeltyp« lebt riskanter als der »Birnentyp« mit Fettpolstern an Po, Oberschenkeln und Hüfte. Ein Bauchumfang von über einem Meter ist ein deutliches Alarmsignal!

Die Alternative ist allerdings nicht, möglichst dünn zu sein. Untergewicht – das die meisten Models haben – ist ebenfalls eine Gefahr für die Gesundheit.

Finden Sie heraus, was Ihr persönliches Wohlfühlgewicht ist. Dies ist das Gewicht, das Sie gut halten können, wenn Sie sich gesund ernähren, ohne das Gefühl hungern oder sich etwas versagen zu müssen. Es ist das Gewicht, mit dem Sie sich im Spiegel leiden mögen, und zwar unabhängig von gesellschaftlichen

Normen und gerade aktuellen Schönheitsidealen (→ »Schönheitsideale«).

NICHT VERGESSEN

Ein dicker Bauch ist Ihrer Gesundheit nicht zuträglich! Orientieren Sie sich am BMI: Im Bereich zwischen 18,5 und 25 liegt für Erwachsene das gesunde Normalgewicht.

42 Mit Unterstützung leichter ans Ziel

Dicke Menschen leiden unter ihrem Übergewicht. Abfällige Bemerkungen oder Vorwürfe, sie seien zum Beispiel »willensschwach«, lassen Schuld- und Minderwertigkeitsgefühle entstehen. Man schämt sich, manche trauen sich schon nicht mehr auf die Straße. Ein Dilemma, das vor allem die Seele belastet. So wird still und heimlich eine Diät geplant, um das Übergewicht loszuwerden, doch wenn man dies alleine angeht, ist man wirklich alleingelassen.

Trauen Sie sich, mit Ihrem Anliegen offen auf andere Menschen zuzugehen, auf Menschen, die Sie mögen, Ihre Freunde und Bekannten. Berichten Sie von Ihrem Entschluss, abzunehmen. Alle werden Sie loben und – wenn Sie es wünschen – Hilfe und Unterstützung zusagen.

Übergewicht ist nach wie vor ein Tabuthema, und dieses Tabu können Sie selbst am einfachsten brechen. Die überflüssigen Kilos kann man schlecht verstecken, man sieht es einfach. Darum trauen Sie sich und sprechen Sie darüber. Dies hilft Ihnen und Ihren Freunden und Bekannten. Vor allem zwischen Ehepartnern sollte es normal sein, über ein Gewichtsproblem zu sprechen, natürlich nicht vorwurfsvoll oder schuldzuweisend.

Insbesondere, wenn Sie viel abnehmen möchten oder müssen, ist der Austausch mit Gleichgesinnten sehr hilfreich. Solche Gruppen werden von verschiedenen Institutionen angeboten (Krankenkassen, Volkshochschulen oder kommerzielle Anbieter). Sich mit Mitmenschen zu treffen, die Ihr Problem teilen, kann das Selbstwertgefühl stärken und auch bei konkreten Problemen eine wertvolle Hilfe sein.

NICHT VERGESSEN

Eine geheime Abmagerungskur misslingt. Soziale Unterstützung ist notwendig. Trauen Sie sich, über Ihr Problem zu sprechen, das ohnehin jeder sieht. Partner, Familie und Freunde, aber auch organisierte Gruppen stärken das Selbstvertrauen und helfen Ihnen durchzuhalten.

43 Fit statt faul im Urlaub

Urlaub ist für Deutsche das Ereignis mit dem höchsten Lustgewinn. Daher verbietet es sich, im Urlaub »auf Diät zu gehen« und durch rigide Verbote die Urlaubsfreude zu schmälern. Das Ergebnis: Man isst unkontrolliert und zu viel, weil das Essen so lecker ist, weil man so gemütlich beisammensitzt, weil eben Urlaub ist – und man nimmt zu.

Machen Sie sich daher mit dem Gedanken vertraut, dass Sie in Ihrem Urlaub nicht zunehmen wollen. Mehr ist nicht notwendig, Sie haben noch genug Wochen im Jahr, in denen Sie gezielt abnehmen können.

Wie aber schafft man es, im Urlaub nicht zuzunehmen? Wer drei Wochen lang tagsüber am Strand liegt und abends gut isst und trinkt, wird Probleme bekommen. Wer hingegen aktiv ist, wird sein Gewicht locker halten – vielleicht sogar so ganz nebenbei ein oder zwei Kilo verlieren.

Stadtbesichtigungen, Spaziergänge, Schwimmen, aber auch Radtouren, Wandern oder Klettern – Urlaub bietet die Chance, sich in neuer Umgebung aktiv zu bewegen. Zudem haben Sie im Urlaub die Gelegenheit, andere Küchen kennenzulernen. Geben Sie sich nicht mit Fastfood oder langweiligen Touristenmenüs zufrieden. Fast in jeder Küche der Welt gibt es eine große Auswahl an Gemüsegerichten, Salaten sowie feinen Fisch- und Fleischgerichten, die ein figurbewusstes Essen leicht machen. Nutzen Sie die Chance, neue Zubereitungsarten und Gewürze zu probieren und Ihr eigenes Repertoire zu erweitern. Entwickeln Sie sich zum Feinschmecker, der auf Qualität Wert legt statt auf Quantität (→ »Genuss«).

NICHT VERGESSEN

Urlaub ist ein Vergnügen, da muss nicht abgenommen werden. Wenn Sie im Urlaub aktiv sind und als Feinschmecker die Urlaubsküche genießen, können Sie so leicht oder so schwer wieder nach Hause kommen, wie Sie gestartet sind.

44 Mut zur Veränderung

Im Fernsehen bewundern die Zuschauer die extravaganten Outfits von Thomas Gottschalk, aber sie selbst trauen sich nicht, einen knallroten Pullover anzuziehen. Bloß nicht auffallen. Der Gottschalk muss ja auffallen, das gehört zu seinem Beruf.

»Was sollen nur die Nachbarn sagen«, kritisiert die Mutter eine »unmögliche« Kleiderwahl ihrer Tochter. Und die Ehefrau versucht, ihren Mann davon abzubringen, einen Sportwagen zu bestellen: »Der passt hier nicht in unsere Straße.«

Es ist für viele eine innere Verpflichtung, auf dem Weg des vorauseilenden Gehorsams ihr Verhalten so einzurichten, dass »die anderen« daran keinen Anstoß nehmen. Was Gottschalk machen muss, dürfen wir Zuschauer lange nicht. Glauben wir!

Sie kennen vielleicht die Geschichte vom Ehepaar, das beim Frühstück am Tag seiner Silbernen Hochzeit feststellt, dass der Ehemann gerne die untere, seine Frau gerne die obere Hälfte des Brötchens isst. 25 Jahre haben sie genau die jeweils andere Hälfte gegessen, weil sie glaubten, damit ihrem Partner einen Gefallen zu tun. Vorauseilender Gehorsam – ohne zu prüfen, wie die Realität aussieht. Könnte Ihnen das auch passieren?

Sie wählen immer das gleiche Brillenmodell, sind Ihrem Kleidungsstil seit Jahren treu und fahren immer an den gleichen Ort in Urlaub? Haben Sie keine anderen Bedürfnisse, oder sind Sie nicht mutig genug, einmal etwas anderes auszuprobieren?

Gehen Sie in sich und lassen Sie Ihrer Phantasie freien Lauf. Auf was hätten Sie Lust, was würde Sie reizen? Wie sehen Ihre tiefsten Wünsche aus? Sie machen sich Sorgen, was wohl die anderen denken werden? Probieren Sie einfach mal etwas Neues aus! Meistens merken es die anderen nicht einmal.

NICHT VERGESSEN

Realisieren Sie Ihre Wünsche! Egal, was die anderen denken mögen. Praktizieren Sie keinen vorauseilenden Gehorsam, sondern fragen Sie nach. Wer sich nichts traut, kann keine neuen Erfahrungen machen und sich nicht weiterentwickeln.

45 Veranlagung ist nicht alles

Inzwischen hat man herausgefunden, dass die Veranlagung für Übergewicht tatsächlich vererbt ist! Doch was bedeutet das? Ist Übergewicht ein so unentrinnbares Schicksal wie blaue Augen oder rote Haare? Nein!

Denn neben der Veranlagung spielen die Lebensbedingungen, aber auch das eigene Verhalten entscheidende Rollen. Erbanlagen und Umwelt wirken zusammen, können sich gegenseitig steigern, aber auch gegenseitig »behindern«.

Die Lebensbedingungen sind erst einmal nicht so leicht zu beeinflussen. So wird die Grundlage für die – ungesunden, dick machenden – Essgewohnheiten in der Kindheit gelegt. Aber auch diese Gewohnheiten kann man loswerden, wenn man es möchte. Als erwachsener Mensch kann man selbst entscheiden, was man isst, welche Gewohnheiten man weiterhin pflegt und welche Gewohnheiten man aufgibt. Auch wer aus einer bewegungsarmen Familie stammt, kann sich dazu entschließen, es anders zu machen als seine Eltern.

Lassen Sie sich also nicht einreden, dass Ihr Übergewicht »in der Familie liegt« und Sie sich damit abfinden müssen. Und widerstehen Sie der Versuchung, die Verantwortung für Ihr Übergewicht den Genen zu überlassen.

NICHT VERGESSEN

Übergewicht ist kein unentrinnbares Schicksal! Ihr persönliches Ess- und Bewegungsverhalten entscheidet, ob Sie dick werden oder nicht.

46 Warum Verbote nichts bringen

Was verboten ist, ist attraktiv! Wenn Ihnen verboten wird, an rosafarbene Eisbären zu denken, dann kommen Ihnen sofort diese Bärchen in den Kopf – natürlich rosa eingefärbt. Wenn Sie sich selbst verbieten, Schokolade zu essen, dann werden Sie ab sofort ständig an Schokolade denken. So lange, bis Sie sich einen Riegel oder eine Tafel gegönnt haben.

Der Drang nach Süßigkeiten nährt sich aus dem Verbot. Süßigkeiten sind ungesund und machen dick – aber sie schmecken so gut! Der Kopf lehnt Süßigkeiten ab, doch der Bauch signalisiert Attraktivität. Dies ist der Konflikt, der das Bedürfnis nach Süßigkeiten verstärkt, und er macht vielen Menschen zu schaffen.

Nur zu oft setzt sich der Bauch durch, und die herrlichen Schokotrüffel werden mit schlechtem Gewissen vernascht. Das produziert erhebliche Schuldgefühle und Selbstvorwürfe nach dem Motto: »Nie schaffe ich es, standhaft zu bleiben!« Wenn als Trostpflaster die nächste Portion Schokotrüffel den Weg in den Mund findet, steckt man bereits mitten im Teufelskreis.

Machen Sie sich bewusst, dass Verbote die beste Methode sind, ein Verhalten zu provozieren.

NICHT VERGESSEN

Ein absolutes Verbot von Süßigkeiten ist unnötig – im Gegenteil: Es verstärkt den Drang nach Süßem. Erlauben Sie sich Süßigkeiten – in Maßen – und genießen Sie diese ohne Reue.

47 Vergessen Sie gute Vorsätze

Es gibt einen Tag im Jahr, da werden Millionen von »guten Vorsätzen« gefasst: Silvester. Man lässt das alte Jahr Revue passieren und überlegt, was gut und was nicht so gut war. Was man hätte besser machen können? Was kann man im neuen Jahr anders machen? Schnell kommen hilfreiche Gedanken in Form von Vorsätzen in den Kopf und man beschließt: »Im neuen Jahr werde ich nicht mehr rauchen, keine Schokolade mehr essen, jeden Tag fünf Kilometer mit dem Rad fahren, ...«.

Das alles sind gute und im Grunde auch richtige Vorsätze, die einem ein gesünderes Leben bescheren würden. Mit solchen Vorsätzen macht man an Silvester um Mitternacht einen Schnitt und kann im neuen Jahr neu beginnen. Das ist prima – nur leider ohne Erfolg.

Solche Vorsätze – und nicht nur, wenn sie an Silvester gefasst werden – haben eines gemeinsam: Sie sind absolut, sie sind rigide. Sie lassen keine Ausnahme zu.

»Nie mehr Schokolade« – und dann nascht man ein kleines Stückchen und sagt sich: »Vorsatz gebrochen. Jetzt ist es auch egal.« »Täglich Radfahren« – am Dienstag regnet es und Mittwoch sagt man sich: »Jetzt kann ich es auch ganz bleiben lassen.«

NICHT VERGESSEN

Vorsätze mit Worten wie »täglich«, »immer«, »nie mehr«, »nur noch« oder ähnlich absolute Vorgaben programmieren Misserfolg. Die geringste Überschreitung führt zum Zusammenbruch.

48 Wasser – der ideale Diätbegleiter

Wasser ist das wichtigste Lebensmittel überhaupt. Ohne Nahrung kann ein Mensch wochenlang überleben, doch ohne Wasser verdurstet er nach wenigen Tagen. Darum meldet sich der Organismus, wenn Wasser fehlt, normalerweise mit einem deutlichen Signal: Durst! Doch dieses wichtige Signal können manche Menschen nicht mehr richtig wahrnehmen, insbesondere im höheren Alter lässt das Durstempfinden nach. Trinkt man zu wenig, kann der Körper austrocknen, das Blut wird dicker und fließt nicht mehr richtig.

Der Körper bezieht seine Flüssigkeit aber nicht nur aus dem, was wir trinken, sondern auch aus vielen festen Nahrungsmitteln. Von den insgesamt 2,5 bis 3 Litern Flüssigkeit, die unser Körper im Durchschnitt täglich braucht, nehmen wir 1 bis 1,5 Liter über die Nahrung zu uns. Sie müssen also noch rund 1,5 Liter trinken.

Ideal sind Mineralwasser, Kräuter- und Früchtetees und Fruchtsaftschorlen (1/3 Fruchtsaft, 2/3 Mineralwasser). Schwarztee und Kaffee zählen mit, sollten aber nur einen kleinen Teil ausmachen, da das darin enthaltene Koffein in größeren Mengen ungesund ist.

NICHT VERGESSEN

Trinken Sie täglich rund 1,5 Liter Wasser, Tee oder Schorle, möglichst über den Tag verteilt. Stellen Sie sich morgens eine Flasche Wasser oder eine Kanne Tee auf den Tisch, die bis zum Abend leer sein muss. So behalten Sie den Überblick.

49 XXL-Packungen machen dick

T-Shirts, Regenjacken, Pullis, Hosen – die amerikanischen Konfektionsgrößen S, M, L, XL und XXL sind auch bei uns schon längst gang und gäbe.

Seit Kurzem bietet auch die Lebensmittelindustrie ihre Snackprodukte in neuen »Konfektionsgrößen« an. Ob Schokolade, Kartoffelchips oder Gummibärchen – die XXL-Pakete liegen griffbereit im Regal.

In einem Versuch hat man festgestellt, dass Menschen, die Suppe aus einem Teller essen, der unbemerkt durch ein Loch im Boden ständig wieder aufgefüllt wird, viel mehr essen als jene, deren Teller nach einer normalen Portion leer ist. Ein voller Teller lässt uns das Sättigungsgefühl verspätet wahrnehmen. So ist das auch mit XXL-Packungen. Solange etwas da ist, greift man immer wieder zu. Erst wenn man am Boden der Tüte angelangt ist, merkt man, dass man schon längst satt ist, doch dann ist es zu spät.

Dabei ist es oft nicht einmal günstiger, XXL-Packungen zu kaufen, weil die gleiche Menge in mehreren Normalpackungen billiger wäre. Ungünstiger ist es allemal, weil die Riesenpackung leer gefuttert wird, die immer mehr kostet als eine kleinere.

NICHT VERGESSEN

Wenn es Ihnen nicht gelingt, eine halb volle Tüte wegzulegen, dann kaufen Sie normal große Packungen, oder füllen Sie die XXL-Packung zu Hause sofort in kleinere Portionen ab.

50 Zucker – nicht so schlimm wie sein Ruf

Zucker gilt als DER Dickmacher überhaupt. Dabei ist die Vorliebe für »süß« die einzige Vorliebe, die uns die Natur in die Wiege gelegt hat.

In Schottland wurden 12 000 Menschen auf ihren Zuckerverbrauch hin getestet. Die Gruppe, die weniger als 20 Gramm Zucker täglich konsumierte, hatte das größte Übergewicht. Jene Schotten aber, die mehr als 130 Gramm Zucker als Tagesdosis aufnahmen, waren normalgewichtig. Ist Zucker doch kein Dickmacher?

Zucker ist in jedem Fall ein konzentriertes Kohlenhydrat. Aber Zucker wird kaum »pur« genascht. Die meisten Süßigkeiten sollten besser »Fettigkeiten« genannt werden, denn sie liefern mehr Fett als Zucker. Und Fett ist der Stoff, aus dem Übergewicht gemacht wird.

Erst wenn Zucker in sehr großen Mengen verzehrt wird, werden die Kohlenhydratkalorien auch in Fett umgewandelt. Das passiert am ehesten, wenn gesüßte Softdrinks getrunken werden, denn der in Getränken aufgelöste Zucker macht nicht satt – es fehlt also die Sättigungsbremse.

NICHT VERGESSEN

Nicht der Zucker, sondern das Fett in den Süßigkeiten macht dick. Fettarme Süßigkeiten sind zum Beispiel Gummibärchen, Russischbrot und Fruchtbonbons. Allerdings sollten Sie auch diese nur in Maßen genießen. Ganz meiden sollten Sie süße Softdrinks – diese sind definitiv Dickmacher.

Welcher Abnehmtyp sind Sie?

BITTE KREUZEN SIE ALLE AUSSAGEN AN, DIE AUF SIE ZUTREFFEN.			
1	Essen ist für mich eher eine Nebensache.	☒	A
2	Für ein tolles Essen gebe ich gerne auch mal mehr aus.	☒	B
3	Ich leide unter »Kummerspeck«.	☒	C
4	Ich wiege mich täglich.	☒	E
5	Ich halte mich genau an eine Kalorientabelle.	☐	D
6	Mit Essen kann ich mich gut trösten.	☒	C
7	Mein Selbstvertrauen hängt an meiner Figur.	☐	E
8	Ich lese sehr genau die Packungsaufschriften.	☒	D
9	Ich gehe gerne in ein gutes Restaurant.	☒	B
10	Ich esse gerne mal unterwegs am Imbiss oder im Schnellrestaurant.	☐	A
11	Gute Vorsätze brechen bei mir meist schnell zusammen.	☒	C
12	Ich esse Wurst oder Käse auch mal schnell »aus dem Papier«.	☐	A
13	Ich decke mir zu jeder Mahlzeit schön den Tisch.	☒	B
14	Ich koche gerne nach Rezepten.	☐	D
15	Ich freue mich immer auf das Ende einer Diät.	☐	D
16	Für Lebensmittel gebe ich nicht viel Geld aus.	☒	A
17	Essen, das mir nicht schmeckt, lasse ich liegen.	☒	B
18	Ich weiß, wie viele Kalorien die Lebensmittel und Speisen enthalten.	☒	C

19	Ich kenne meinen BMI genau.	☐	E
20	Ohne gutes Essen könnte ich nicht leben.	☐	B
21	Am Essen habe ich keine wirkliche Freude mehr.	☐	E
22	Irgendwie werde ich nicht richtig satt.	☐	C
23	Wenn ich mir etwas vornehme, dann ziehe ich es auch durch.	☐	D
24	Abends habe ich manchmal Heißhunger.	☐	E
25	Ich könnte auch von Astronautenkost leben.	☐	A

Bitte zählen Sie zusammen, wie oft Sie jeweils angekreuzt haben:

A = ☐ 2 B = ☐ 4 C = ☐ 4 D = ☐ 1 E = ☐ 1

Der Buchstabe mit den häufigsten Kreuzen entspricht Ihrem Typ. Auf den nächsten Seiten erfahren Sie, welcher Abnehmtyp Sie sind. Bei gleichem Punktestand lesen Sie bitte beide Texte, dann sind Sie ein Mischtyp.

Auswertung: Welcher Abnehmtyp sind Sie?

Typ A: Der praktische Esser

Ihnen ist es ziemlich egal, was auf den Tisch kommt. Hauptsache, es schmeckt und ist nicht so teuer. Sie wollen satt werden. Und das ohne lange zu warten und ohne große Umstände. Sie legen wenig Wert auf Atmosphäre, brauchen auch keinen gedeckten Tisch. Ein Brötchen oder ein Stück Pizza auf die Hand finden Sie völlig in Ordnung. Essen ist für Sie mehr eine Notwendigkeit als ein Genuss. Bei Ihrem Essstil kommen zu viele Kalorien, vor allem Fettkalorien, zusammen.

UNSER TIPP:

Was halten Sie davon, ein bisschen mehr zum Feinschmecker zu werden? Die Geschmackseindrücke sind so unterschiedlich, da lohnt es sich, einmal genau hinzuschmecken. Gönnen Sie sich doch einmal eine Mahlzeit in einem guten Restaurant und erleben Sie, welche Geschmackserlebnisse ein Meisterkoch hervorrufen kann. Wir leben heute im Überfluss, da kommt es doch wirklich nicht nur darauf an, satt zu werden. Probieren Sie es aus, essen Sie bewusster und trainieren Sie Ihre Geschmacksnerven, damit häufiger Qualität und nicht nur Quantität Ihre Speisenwahl bestimmt. Sie würden dann auch Fett einsparen, das bekommt Ihrer Figur. Fett ist zwar ein Geschmacksverstärker, aber kleine Mengen genügen. Mehr schmeckt nicht besser.

Typ B: Der Gourmet

Essen ist für Sie ein wichtiges Stück Lebensqualität. Sie essen und trinken gerne und mit Genuss, sitzen lange am Tisch und freuen sich über ein schönes Ambiente. Statt auf Quantität achten Sie mehr auf Qualität, und Sie sind bereit, dafür zu bezahlen. Sie sind ein Feinschmecker – dem es jedoch offenbar an Bewegung fehlt, denn sonst hätten Sie keine Figurprobleme. Feines Essen verursacht kein Übergewicht.

UNSER TIPP:

Halten Sie Ihre Ansprüche an gutes Essen weiterhin so hoch. Damit liegen Sie ganz richtig. Es ist ein Stück Lebensqualität, gutes Essen so richtig genießen zu können. Wenn Sie dennoch Figurprobleme haben, dann forschen Sie nach den Ursachen: Registrieren Sie immer Ihr Sättigungsgefühl und legen Sie dann das Besteck zur Seite, auch wenn es noch so lecker ist? Oder essen Sie öfter mal zu viel? Welche Speisen bevorzugen Sie, wie fetthaltig kochen Sie? Trinken Sie gerne ein paar Gläser Wein zum Essen und vielleicht noch einen Grappa zum Dessert? Möglicherweise kommt Ihre Bewegung etwas zu kurz. Auch ein Feinschmecker setzt an, wenn er zu viel sitzt! Gewöhnen Sie es sich an, vor oder nach dem Essen einen Spaziergang zu machen, parken Sie Ihr Auto etwas weiter entfernt vom Restaurant, gehen Sie zu Fuß oder radeln Sie zum Essen.

Typ C: Der Problem-Esser

Schon der Gedanke ans Essen bereitet Ihnen Sorge. Wenn Sie traurig sind, Probleme haben oder schlechte Laune ist Essen Ihnen ein verlässlicher Trost, doch danach haben Sie ein schlechtes Gewissen. Denn gerade in solchen Situationen greifen Sie zu Lebensmitteln, die Sie sich eigentlich verboten haben. Aber auch wenn es Ihnen gut geht, fällt es Ihnen schwer, Maß zu halten und aufzuhören, wenn es Ihnen schmeckt. Dem Kuchen zum Kaffee, den Chips zum spannenden Krimi können Sie nicht widerstehen. Trotz aller guten Vorsätze werden Sie immer wieder schwach. Anschließend bekommen Sie Schuldgefühle, die Ihnen wieder die Laune verderben.

UNSER TIPP:

Es gibt eine Reihe Tipps in diesem Buch, die Ihnen helfen können. Grundsätzlich müssen Sie lernen, mit sich selbst nicht so streng zu sein. Probleme beim Essen beruhen meist auf Problemen im Leben, die sich auf das Essverhalten auswirken. Welche Probleme das sein könnten, wissen Sie selbst am besten. Trennen Sie sich von rigorosen Vorsätzen, denn sie sind nicht durchzuhalten, und Verbote provozieren es geradezu, dass man sie übertritt.

Typ D: Der Buchhalter-Typ

Sie sind sehr penibel und für Sie ist eine Mahlzeit weniger Genuss als notwendige Nahrungsaufnahme. Essen sehen Sie vor allem unter dem Aspekt seines Kalorien- und Energiegehalts. Insbesondere wenn Sie abnehmen wollen, brauchen Sie ganz genaue Vorgaben, was und wie viel Sie essen und trinken sollen. Danach richten Sie sich dann auch konsequent. Sie wollen abnehmen und alles andere ist nicht so wichtig. Sie schaffen es, Rezepte und Empfehlungen in die Tat umzusetzen, allerdings finden Sie dies auch anstrengend und sind froh, wenn Sie mal wieder »einfach so« essen können.

UNSER TIPP:

Sie kontrollieren Ihr Leben wie ein Buchhalter seine Bücher kontrolliert. Dagegen ist zunächst nichts einzuwenden. Aber Sie merken selbst, dass eine so strenge Verhaltenskontrolle auf Dauer keinen Spaß macht. Etwas mehr Flexibilität verleiht dem Leben seine Würze. Versuchen Sie einmal, die Kalorientabellen beiseite zu lassen und Ihre Mahlzeiten unter dem Aspekt »Geschmack« zu erleben. Sie müssen ja nicht gleich eine Schweinshaxe essen, aber etwas mehr Mut beim Zusammenstellen der Mahlzeiten macht Spaß und regt die Kreativität an. Zudem besteht bei aller Selbstkontrolle die Gefahr, dass nach einer gewissen Zeit all das nachgeholt wird, was Sie sich zuvor versagt haben.

Typ E: Der Figurbewusste

Die Waage spielt eine viel zu wichtige Rolle in Ihrem Leben. Ihr Gewicht beeinflusst Ihr Essverhalten und die Waage bestimmt Ihre Stimmung: Ein Kilogramm mehr oder weniger bedeutet schlechte Laune bzw. Freude. Was Sie essen, wählen Sie nicht nach Geschmack, Vorliebe und Lust, sondern nach Kaloriengehalt. Die ständige Kontrolle nimmt Ihnen die Freude am Essen, und manchmal werden Sie vom Heißhunger auf all das, was Sie sich sonst versagen, überfallen und haben ihm nichts entgegenzusetzen.

UNSER TIPP:

Sie sollten beherzigen, dass die Medizin einen weiten Bereich des Body-Mass-Index als Normalgewicht ausweist, nämlich zwischen 18,5 und 25. Weder die Konfektionsgröße 38 (bei Frauen) noch die Figur der Models ist »normal«. Sich selbst unter Druck zu setzen und nur zufrieden zu sein, wenn ein ganz spezielles Gewicht, eine ganz bestimmte Figur erreicht ist, das bringt nur Unglück – nie aber Erfolg. Menschen sind »Naturprodukte«, die nicht – wie Autos – millimetergenau vom Band laufen. Sprechen Sie mit anderen über Ihre Vorstellungen, der Blick von außen kann so manches angeknackste Selbstbewusstsein wieder stärken. Wollen Sie sich wirklich vom angeblichen »Schönheitsideal« unterdrücken lassen?

Adressen

Deutsche Gesellschaft für Ernährung e.V. – www.dge.de
Bundeszentrale für gesundheitliche Aufklärung – www.bzga.de

Register